美味粉葛
——手把手教您如何吃粉葛

王 颖◎主编

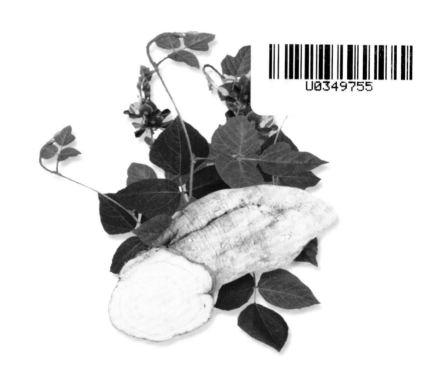

中国农业科学技术出版社

图书在版编目（CIP）数据

美味粉葛：手把手教您如何吃粉葛 / 王颖主编 . -- 北京：中国农业科学技术出版社，2021.8

ISBN 978-7-5116-5428-1

Ⅰ.①美…　Ⅱ.①王…　Ⅲ.①葛 - 食物养生　Ⅳ.① S632.9　② R247.1

中国版本图书馆 CIP 数据核字（2021）第 148484 号

责任编辑	白姗姗
责任校对	马广洋
责任印制	姜义伟　王思文

出 版 者	中国农业科学技术出版社
	北京市中关村南大街 12 号　　邮编：100081
电　　话	（010）82106638（编辑室）
	（010）82109702（发行部）
	（010）82109709（读者服务部）
传　　真	（010）82106650
网　　址	http: // www.castp.cn
经 销 者	各地新华书店
印 刷 者	北京地大彩印有限公司
开　　本	180mm × 210mm　　1/20
印　　张	4.6
字　　数	110 千字
版　　次	2021 年 8 月第 1 版　　2021 年 8 月第 1 次印刷
定　　价	68.00 元

《美味粉葛——手把手教您如何吃粉葛》

编 委 会

主　　编：王　颖

副 主 编：严华兵　　　尚小红

编写人员：陈颖慧　　曹　升　　欧昆鹏　　游向荣

　　　　　曾文丹　　张雅媛　　肖　亮　　陆柳英

　　　　　赖大欣　　龙紫媛　　王　艳　　李明娟

　　　　　周　葵　　卫　萍　　黄晓新　　周色朝

摄　　影：陈颖慧

序 言

  粉葛是重要的药食同源作物之一，具有丰富的食用营养、药用价值和广阔的加工利用前景。广西是粉葛的传统种植区域，从清代起就开始人工种植粉葛，至20世纪90年代已具备一定的规模，此后种植面积逐步增加，至今广西年种植粉葛面积超15万亩，几乎遍布全区各市，其中，广西梧州市藤县和平镇是中国著名的"粉葛之乡"。

  粉葛病虫害少，整个生长周期很少使用农药，作为一种优质薯类原料，粉葛口感独特、营养丰富、绿色天然。然而，日常生活中人们对于粉葛的食用方法还不甚了解。在不断追求膳食结构多元化和注重养生的今天，《美味粉葛——手把手教您如何吃粉葛》让药食同源的粉葛将被更多人了解和喜爱。

  《美味粉葛——手把手教您如何吃粉葛》一书内容丰富，全书食谱包括养生汤、家常菜、小吃甜点等。精选了粉葛的经典美食，并配有详细制作步骤，通过精美图片及简洁文字，直观展示了粉葛美食的制作方法，通俗易懂，适用性和可操作性强。只要您翻开本书，找到喜欢的美食，就可以按照书中的步骤轻松制作出美味的粉葛食物。

  该书由广西壮族自治区农业科学院经济作物研究所严华兵研究

员及其研究团队共同努力完成，在当今国家大力推进大健康产业之时，可以让更多人们学会如何食用粉葛。因此，本书对于粉葛科普宣传，倡导百姓健康生活，促进粉葛产业发展也将起到推动作用。

朱玗

2021 年 7 月于南昌
国家重点研发计划项目葛根开发与利用首席专家
江西省葛产业技术体系首席专家

前　言

　　粉葛 [*Pueraria lobata* (Willd.) Ohwi var. *thomsoni* (Benth.) van der Maesen] 是豆科葛属 (*Pueraria* DC.) 植物中重要的一个种，葛根是其膨大的块根，为原卫生部首批批准的药食同源两用植物，有"北参南葛""亚洲人参"之美誉。粉葛是中国传统的中药材之一，首次记载于东汉时期的《神农本草经》："葛根，味甘、平。主消渴，身大热，呕吐，诸痹，起阴气，解诸毒"，列为中品。粉葛富含淀粉、蛋白质、粗脂肪、氨基酸、纤维素及人体所需的铁、钙、铜、硒等矿质元素，具有丰富的营养价值，其中，不同品种鲜葛块根中淀粉含量为 15%～32%。此外，粉葛还包含异黄酮类化合物、三萜类化合物、香豆素和葛根苷类化合物、生物碱及其他化合物。其中最主要的有效成分为葛根素，属于异黄酮类化合物。葛根素的抗氧化应激作用显著，在治疗新型冠状病毒肺炎中，通过分析国家、各省、自治区、直辖市卫健委官网发布的中医药防治诊疗方案及我国各地区、中医药管理局中医药对 COVID-19 干预方案中涉及中药预防方，发现在华南地区包括广东、广西、海南、澳门等地用药选用连翘、葛根，以达到清热生津、解毒退热的目的。随着现代医学的快速发展，国内外对葛开展了大量关于药理药化、功能营养成分等方面的研究，表明其在现代医疗、保健等领域具有应用价值，具有清热、解毒、解肌、生津、透疹、升阳、止泻、降三高、抗心律失常、改善脑循环和脑代谢、解酒、预防骨质疏松、消炎、雌性激素等方面的作用。随着对粉葛内含物质的深入挖掘及现代医疗的快速发展，其在医药和食品行业上的应用逐渐广泛。

　　目前，粉葛已逐步实现了规模化人工栽培，主产区包括广西、广东、江西、湖南、湖北、云南等地，其中广西粉葛常年种植面积在 15 万亩以上，每年可产出大量的粉葛鲜薯，可直接鲜食，亦可提取淀粉加工出一系列保健食品，如葛根粉、葛根面、葛根糕、葛根粉丝、葛根面包、葛根蛋黄酥、葛根月饼、葛根饮料、葛根酒、葛根饼干、葛根口服液等系列产品，是新兴的绿色保健食品和出口紧俏产品，具有广阔的市场前景。随着老百姓对大健康产业的了解与关注，药食同源的粉葛必将受到越来越多人的重视与喜爱。

粉葛的吃法多种多样，为了推进粉葛在日常餐桌的食用，加强老百姓的日常养生保健，提高免疫力，我们根据研究成果和南方饮食习惯标准，制作了一些营养丰富、简单易做且具有特色的粉葛美食，逐一拍制图片，并配以详细的制作方法，便于读者按照图书的操作步骤即可做出美味的粉葛菜肴，并通过此书向读者展示粉葛的食用方法。

本书共分为三个部分，分别从养生汤、家常菜、甜品方面来介绍各类粉葛美食的制作方法，其中，养生汤包括葛根无花果陈皮汤共 10 种，家常菜包括金沙葛根共 19 种，甜品包括桂花葛根羹共 14 种。全书图文并茂，产品多样，帮助读者科学地食用粉葛。期待通过此书教会各位读者如何享用粉葛的美味，并为大家的生活增添健康和快乐。

本书的顺利完成，得到了广西壮族自治区农业科学院经济作物研究所、广西作物遗传改良生物技术重点开放实验室、广西壮族自治区农业科学院农产品加工研究所等单位和人员的支持，本书的出版得到了广西重点研发计划项目（桂科 AB1850028、桂科 AD17195072）和广西自然科学基金项目（2018GXNSFBA294001、2019GXNSFBA245093）的大力支持，在此表示衷心感谢！

由于本书编写匆忙，编者知识水平有限，书中难免存在一些疏漏或者不足之处，敬请广大读者批评指正。

编 者

2021 年 6 月于南宁

目 录

◆ **第一章**

养生汤

01 粉葛鲮鱼汤 ………………… 3

02 粉葛雁鹅汤 ………………… 4

03 粉葛螺片汤 ………………… 5

04 粉葛养身汤 ………………… 6

05 粉葛鸡爪汤 ………………… 7

06 粉葛鸡汤 …………………… 8

07 粉葛清火汤 ………………… 9

08 粉葛红豆汤 ………………… 10

09 粉葛排毒祛湿汤 …………… 11

10 丹参葛根煲鱼头 …………… 12

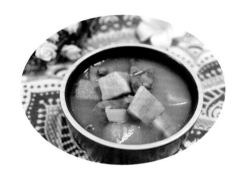

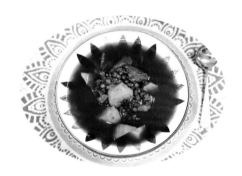

◆ **第二章**
家常菜

11 葛根咕噜肉 ………………… 15

12 南煎葛丸 ……………………… 17

13 鱼香粉葛滑鸡 ………………… 19

14 鲜虾酿粉葛 …………………… 21

15 粉葛牛腩煲 …………………… 23

16 粉葛蒸肉饼 …………………… 25

17 粉葛焖土鸭 …………………… 27

18 粉葛咸骨粥 …………………… 29

19 粉葛扣肉 ……………………… 31

20 大烩菜 ………………………… 35

21 粉葛小炒肉 …………………… 37

22 葛粑炒腊肉 …………………… 39

23 葛根蛋卷 ……………………… 41

24 拔丝粉葛 ……………………… 43

25 葛根凉粉 ……………………… 44

26 蒜蓉蒸粉葛 …………………… 45

27 反沙粉葛 ……………………… 47

28 香煎葛丝饼 …………………… 49

29 时蔬凉皮 ……………………… 51

30 金沙葛根 ……………………… 53

31 清炒粉葛 ……………………… 55

32 干炒葛皮 ……………………… 57

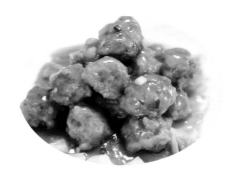

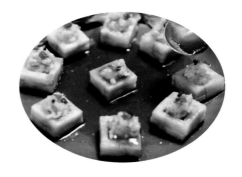

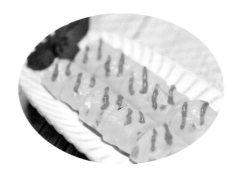

◆ **第三章**
甜点、小吃

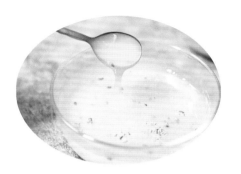

33 葛根小方 ···················· 61

34 桂花葛根羹 ·················· 62

35 葛根汁 ······················ 63

36 葛根芋圆 ···················· 65

37 葛粉酒酿圆子 ················ 67

38 粉葛薯片 ···················· 69

39 葛粉戚风蛋糕 ················ 71

40 葛根纤维饼干 ················ 73

41 葛根炖蛋奶 ·················· 75

42 葛根千层糕 ·················· 77

43 葛粉珍珠奶茶 ················ 79

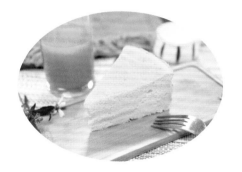

葛根功效及现代药理

葛根是中国传统的中药材之一，首次记载于东汉时期的《神农本草经》："葛根，味甘、平。主消渴，身大热，呕吐，诸痹，起阴气，解诸毒"，列为中品。《名医别录》对《神农本草经》进行补充时，将"解诸毒"解释为"杀野葛、巴豆、百药毒"。葛根有解酒毒的传统疗效，《千金要方》将鲜葛根捣汁来治疗醉酒者，《脾胃论》中"葛花解酲"；葛根亦具有活血作用，早在唐代，就有关于葛根活血功能的认证。《本草拾遗》中记载："葛根生者破血，合疮，堕胎"，《日华子本草》也有葛根具有"排脓破血"功能的记录；此外，《伤寒六书》之名方柴葛解肌汤以葛根等为材料，治疗"身大热"；《伤寒杂病论》中记录的葛根汤、桂枝加葛根汤等，主治项背强痛，即为痹痛；综合历代诸家本草可以看出，葛根的传统医疗效果主要表现在清热泻火解毒、解肌发表、升阳止泻、生津止渴、止血破血、止痛、止呕、利小便、起阴气等方面。

随着现代医学的快速发展，国内外对葛根开展了大量关于药理药化、功能营养成分等方面的研究，表明其在现代医疗、保健等领域具有应用价值。

1. 心脑血管系统作用。长期补充葛根提取物可以改善血糖、血脂，有助于维持血压正常，葛根中的葛根素可显著降低血糖的含量，维持血压的正常，并通过促进胆固醇转变为胆酸，来降低血清胆固醇，从而降低动脉粥样硬化的发生；同时，葛根素对心律失常有显著的拮抗作用，其影响 K^+、Na^+、Ca^+ 的细胞膜通透性，减少儿茶酚胺的释放，从而达到降低心肌兴奋性的作用；葛根素具有改善脑代谢和脑循环的作用，并可促进血管内皮细胞修复与再生。

2. 解酒护肝作用。葛根素可影响酒精的吸收，同时具有保肝护肝的作用，减少转氨酶、促炎症细胞因子及肝组织甘油三酯，增加白蛋白、乙醇脱氢酶和乙醛脱氢酶，可提高抗氧化能力。同时，葛根可治疗酒精诱导的肝硬化，还可通过保护中枢神经系统及增强抗氧化能力来达到解酒作用。

3. 预防骨质疏松。葛根素有利于缓解骨密度的下降，可改善骨组织的硬度，提高骨质量，有助于降低绝经后骨质疏松的发生和骨折风险，并能刺激成骨细胞的增殖和分化。

4. 消炎、抗感染、抗肿瘤。葛根素能降低促炎因子或致炎因子水平，刺激巨噬细胞内蛋白表达，提高抗炎因子水平，从而对炎症产生良好的疗效。

5. 雌性激素作用。葛根异黄酮与人体分泌的雌激素在分子结构上最为相似，被誉为"美容维生素增效剂"，对女性塑身、美容养颜及丰胸具明显效果。

6. 其他。葛根总黄酮对乙醇引起的记忆障碍有一定的对抗作用；葛根制剂可以改善抑郁表现，具有调节内分泌的作用；葛根素可在一定程度上增强免疫力。

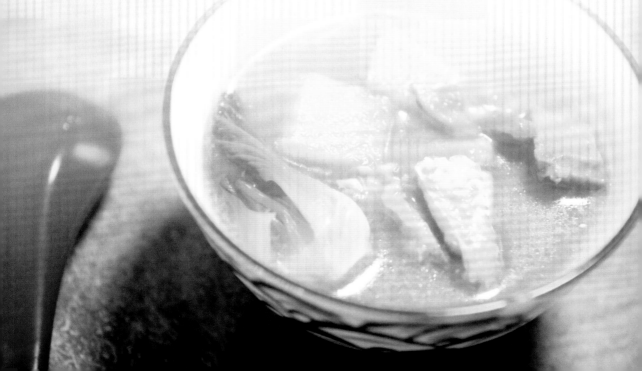

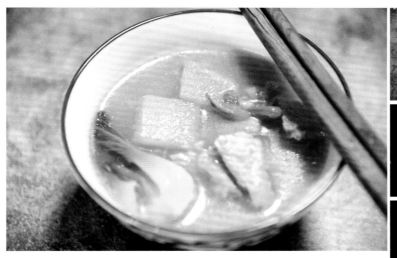
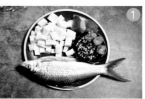
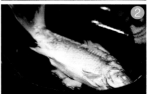
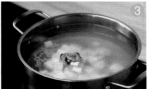

① 粉葛鲮鱼汤

材料

葛根 300g、瘦肉 100g、鲮鱼 1 条、赤小豆和薏米 60g、姜 3 片、盐少许、枸杞适量、陈皮 1 片、蜜枣 1 颗

做法 🔍

① 粉葛切成小块；蜜枣去核；陈皮泡软去掉白囊；瘦肉切块；鲮鱼洗净拭干水分（图 1 ）。

② 锅烧热放入少许猪油，爆香姜片，放入鲮鱼，煎至双面金黄，放一旁备用（图 2 ）。

③ 汤锅内注入适量水，放入葛根、赤小豆、薏米、陈皮和蜜枣大火煮沸，小火煲 1h（图 3 ）。

④ 放入瘦肉、煎好的鲮鱼，以大火煮沸改小火煲 45min 左右，下入盐调味，撒上枸杞，关火（图 4 ）。

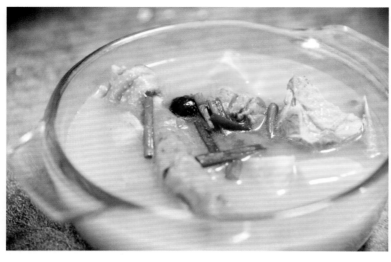
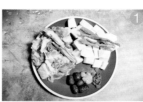
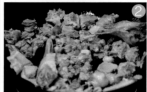
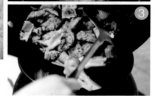

② 粉葛雁鹅汤

材料

粉葛 500g、雁鹅 1/4 只、党参 20g、生姜 3 片、红枣 5 颗、枸杞适量、盐和黄酒少许

做法 🔍

① 雁鹅洗净剁块后焯水，粉葛切块，党参切小段，生姜切片（图 1）。

② 锅烧热放入少许油，爆香姜片，放入焯过水的雁鹅肉炒干水气，然后沿锅边喷一小勺黄酒去腥增香（图 2、图 3）。

③ 雁鹅肉、粉葛、党参、红枣放入瓦煲内，加入适量清水，水开后先中大火煮 25min，再转小火煲 1.5h。

④ 最后加入枸杞、盐调味。

粉葛雁鹅汤是一道烹饪十分简单，能滋阴、调理糖尿病、补虚养身、健脾开胃的菜肴。雁鹅肉含有人体必需的氨基酸和矿物质元素钙、铁、磷等，是理想的保健食品。据《日华本草》等十多部药典记载，雁鹅肉、雁鹅脂肪均有祛风寒、壮筋骨、益阳气、活血之功效，搭配粉葛一起煲汤，能增强人体抵抗力。

❸ 粉葛螺片汤

小贴士

响螺片咸，炖此汤不用加盐。

材料

粉葛 350g、响螺片 1 片、排骨 500g、花生米 1 小把

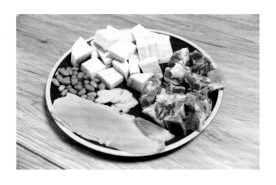

做法 🔍

① 响螺片提前用水泡发半小时，粉葛切块，排骨洗净后焯水。

② 所有材料倒入瓦煲中，加入适量清水，大火烧开炖 30min，然后小火煲 1.5h 即可。

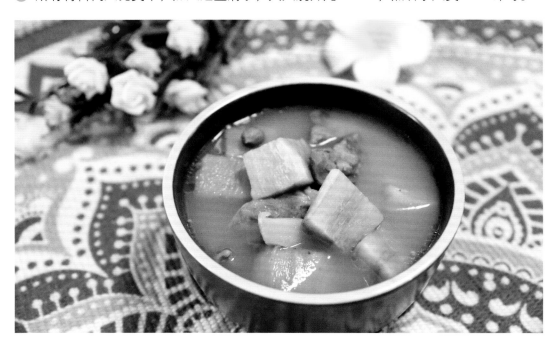

④ 粉葛养身汤

材料

　　粉葛 200g、栗子 100g、荸荠 5 颗、胡萝卜 1 根，腰果、核桃仁各 1 小把

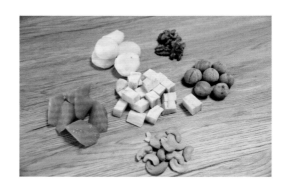

做法 🔍

① 核桃仁、腰果焯水。

② 所有材料放入瓦煲中，大火烧开后转小火煲 2 h 即可。

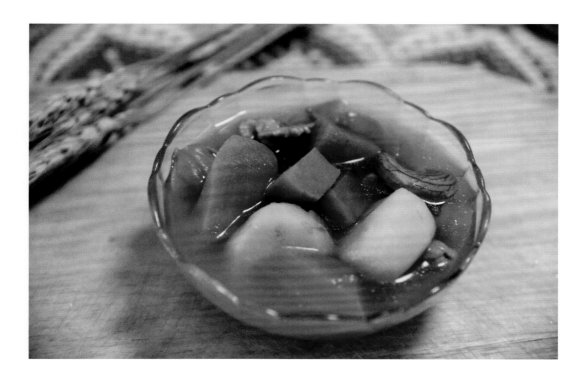

⑤ 粉葛鸡爪汤

材料

粉葛 200g、花生米 50g、眉豆 50g、鸡爪 250g、骨头 1 小段、姜 4 片

做法 🔍

① 鸡爪洗净后剁去趾甲，将鸡爪、骨头冷水入锅焯水，水开后撇去浮沫，捞出洗净。

② 花生米、眉豆洗净，分别用温水浸泡 30min。

③ 锅中放入鸡爪、骨头、花生米、眉豆和姜片，加入清水 2500mL，水开后转小火炖煮 1.5h。

④ 出锅前加盐调味即可享用。

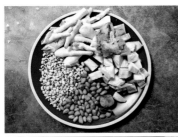

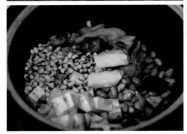

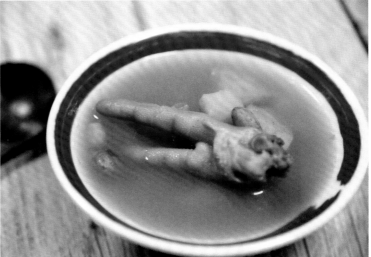

❻ 粉葛鸡汤

材料

玉竹 20g、芡实 20g、山药 30g、葛根 100g、姜 5 片、母鸡半只

做法 🔍

❶ 粉葛去皮切成厚约 3mm 的片，鸡肉洗净剁块。

❷ 焯水，锅中放冷水，放入鸡肉、葱段、姜片、少许黄酒，待水开后撇去浮沫，捞出冲洗干净。

❸ 焯过水的鸡肉和其他材料一起放入瓦煲中，加入适量清水，中大火烧至水开后转小火煲 2 h 左右，加入枸杞，出锅前加盐调味即可。

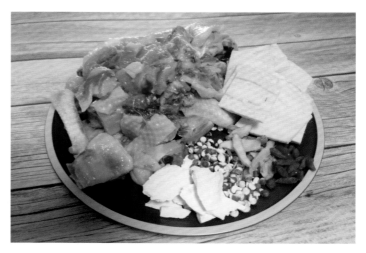

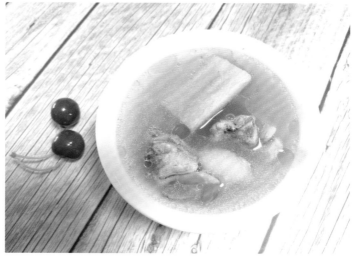

⑦ 粉葛清火汤

材料

葛根 100g、雪梨干 3 片、白茅根 10g、海底椰 20g、无花果 3 颗、马蹄 2 个、竹蔗 1 段

做法 🔍

小贴士

此汤不适宜经期和孕早期饮用。

① 粉葛去皮切块，马蹄去皮，竹蔗切段（图 1）。

② 雪梨干、白茅根、海底椰用清水泡洗 30min 左右。

③ 将所有材料放入砂锅中，煮开后小火 1h 即可（图 2）。

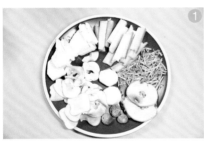

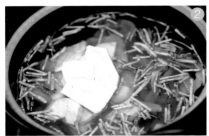

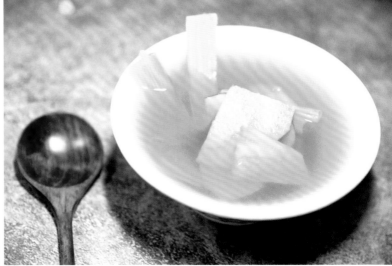

粉葛红豆汤

材料

红豆 40g、陈皮 10g、粉葛 200g、红糖适量

做法

① 红豆洗净，提前浸泡一晚；陈皮洗净；粉葛去皮，切块备用。

② 锅中加入适量的清水，放入红豆、陈皮、粉葛，大火煮开后改小火煮 1h。

③ 出锅前加入红糖调味即可享用。

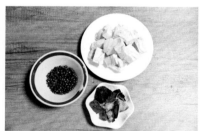
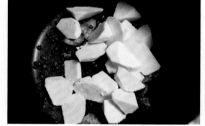
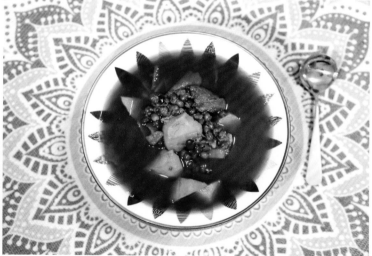

⑨ 粉葛排毒祛湿汤

材料

粉葛 250g、淮山 15g、茯苓 10g、芡实 15g、赤小豆 20g、猪骨 200g

做法 🔍

① 赤小豆提前用水浸泡 1h，粉葛去皮切块，猪骨焯水，其余材料洗净备用。

② 所有材料一起放入砂锅中，中大火烧开 20min 后转小火 1.5h。

③ 最后加盐调味即成。

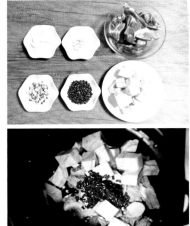

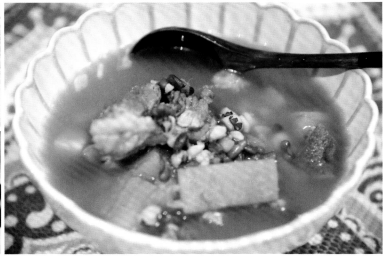

⑩ 丹参葛根煲鱼头

材料

葛根 30g、当归 10g、丹参 15g、蜜枣 1 颗、鳙鱼头 1 个、姜 3 片、盐少许

做法 🔍

① 所有材料洗净，蜜枣去核。

② 鱼头去鳃，放油略煎至颜色微黄。

③ 所有材料一起入锅，加入适量清水，武火煮开后转文火煲 1.5h。

④ 出锅前下盐调味即可。

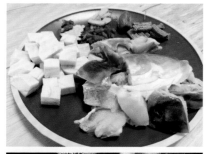
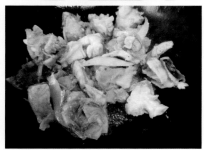
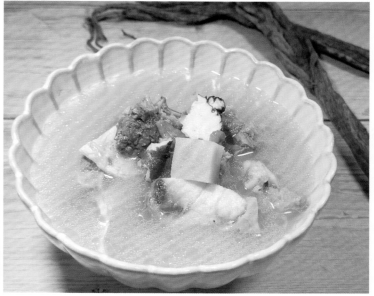

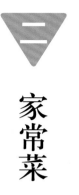

家常菜

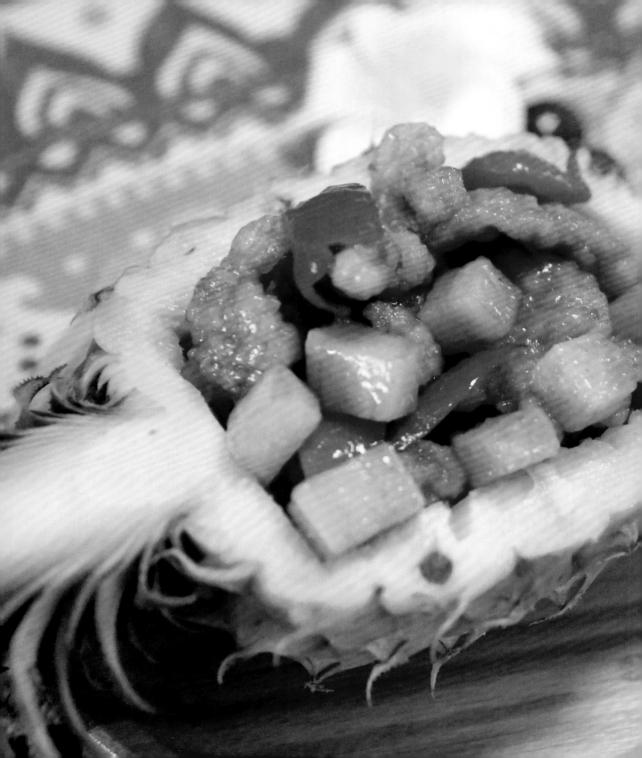

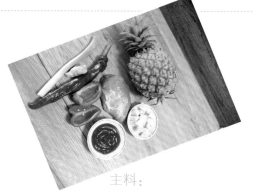

主料：
梅花肉 200g、粉葛 100g、
菠萝 1 个、青椒和红椒适量
辅料：
番茄酱 40g，白醋 30g，白糖 40g，
盐 3g，鸡蛋 1 个，
葱、姜、淀粉适量

⑪ 葛根咕噜肉

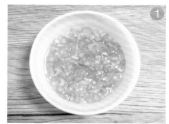
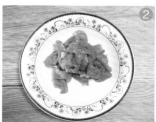
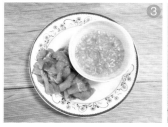
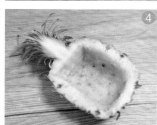
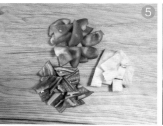
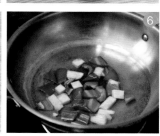
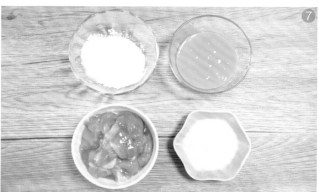

做法

① 葱姜切碎放到碗中，用小半碗温水浸泡 20min（图 1）。肉切成 0.5cm 厚的片，放少许盐抓匀（图 2），将泡好的葱姜水一点点加到肉片中，边加边搅拌，直到肉片变软嫩（图 3）。

② 粉葛切成比拇指稍大的方块，菠萝纵向切成两半，用小刀将果肉掏出（图 4），菠萝肉、青椒、红椒切菱形块备用（图 5）。

③ 将粉葛丁放入水中煮 10min，然后将菠萝、青红椒一起放入焯水后捞出备用（图 6）。

④ 鸡蛋打散，淀粉放入盘中备用，另取一个盘子备用（图 7）。先将肉蘸上蛋

小贴士

1. 肉不要切太薄，否则经裹糊炸制后吃不出肉味。
2. 裹好淀粉的肉不要摞在一起，裹好淀粉立刻炸，以免出水。

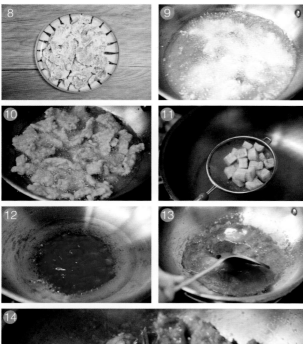

液，再裹上淀粉，最后放入盘中备用（图 8 ）。

❺ 大火将锅烧热，倒油，油量要多些。待油温七八成热时，将肉一片片放入（图 9 ），炸至表面定型即可捞出。再次将油烧至八成热，将肉全部放入复炸至表面酥脆（图 10 ），然后捞出控油。用剩下的油将粉葛丁炸至表面金黄（图 11 ）。

❻ 将炸过肉的油倒入碗中。锅洗净，烧热后倒入少许新油，再倒入番茄酱小火炒半分钟（图 12 ），然后放入白醋、白糖和盐（图 13 ），大火翻炒均匀。放入炸好的肉片、粉葛丁和焯水后的菠萝、青红椒块翻炒均匀，淋一点明油即可出锅（图 14 ）。

此菜老少皆宜，讲究的是口感外酥里嫩。烹制诀窍——快速炸肉两次。第一次使里面熟，第二次使外面脆。咕噜肉配上葛根、青红椒、菠萝船，酸甜脆口，色彩鲜艳。

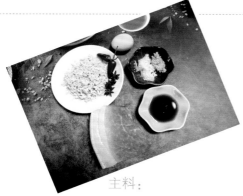

主料：
前腿肉 500g（三肥七瘦）、
粉葛 200g
辅料：
鸡蛋 1 个、酱油 20g、白糖 5g、
黄酒 10g、大料 2 个、醋 1g、
干辣椒 2g、盐、香油、胡椒粉、
葱、姜、淀粉适量

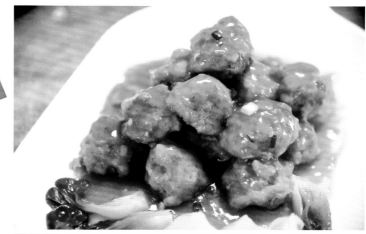

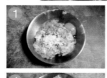

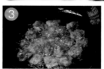
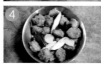

⑫ 南煎葛丸

做 法 🔍

南煎葛丸参照的是淮扬狮子头的做法，味道浓郁，口感香嫩，添加粉葛，吃起来脆爽、清甜，口感更丰富。

① 粉葛去皮洗净，剁碎。葱姜切末，肉去皮剁馅，放入 5g 酱油、4g 盐、5g 黄酒、适量葱末、姜末和鸡蛋（图 1），拌匀后放入剁碎的粉葛朝同一方向搅拌均匀（图 2）。

② 将肉馅挤成丸子。锅中倒入少许油，六成热时放入丸子，中小火煎至焦黄（图 3）。

③ 将煎好的丸子盛入碗中，放入大料、干辣椒、适量葱段和姜片（图 4）。锅烧热，倒适量水，水开后放入 15g 酱油、2g 盐、5g 黄酒、5g 白糖、1g 醋、少许香油和胡椒粉，烧开后倒在丸子上，以没过丸子为准，上锅蒸 1h（图 5）。

④ 蒸好后将葱段、姜片、大料和干辣椒挑出，将丸子码在盘中，再将碗中的汤汁倒进炒锅，烧开后勾芡淋在丸子上即可。

小贴士

1. 肉馅肥肉不能太少，否则不香。调肉馅一定要先放水性原料，待肉将其吸收后再放油性原料，如鸡蛋、香油等。

2. 丸子需要朝同一个方向搅拌，但不宜太久，否则口感松散。

3. 一定要等水开了再放酱油等调料，否则味道不好，如果使用高压锅，蒸 15~20min 即可。

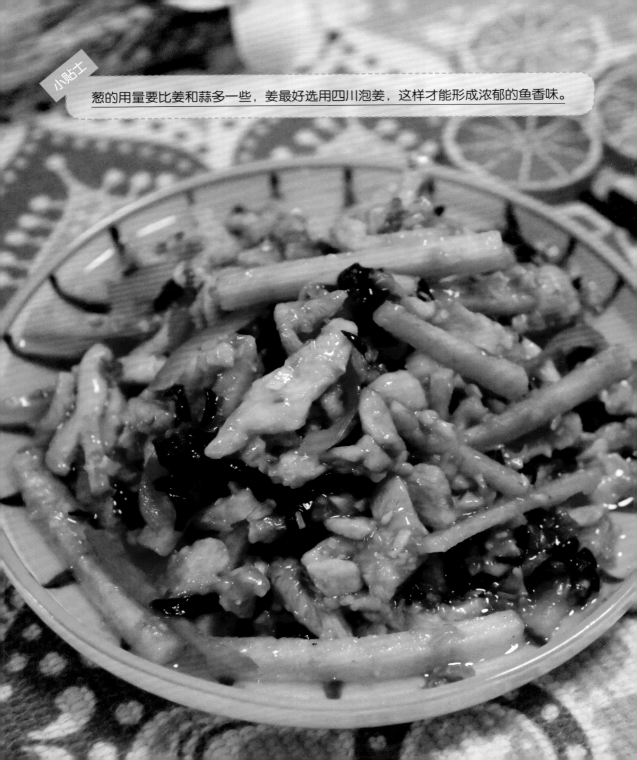

小贴士

葱的用量要比姜和蒜多一些，姜最好选用四川泡姜，这样才能形成浓郁的鱼香味。

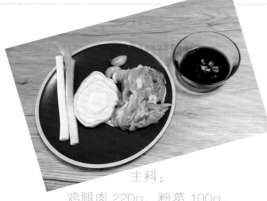

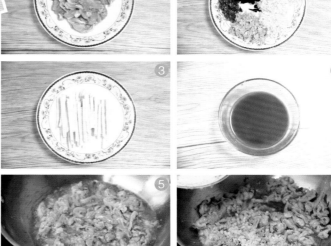

主料：

鸡腿肉 220g、粉葛 100g、
水发木耳适量

辅料：

泡椒 4 颗、姜 20g、香葱 25g、
黄酒 10g、酱油 20g、白糖 20g、
米醋 15g、盐 2g、淀粉少许

⑬ **鱼香粉葛滑鸡**

> 粉葛脆、鸡腿嫩，口感超级好，
> 营养丰富。口感润滑、甜酸、微辣，
> 令人难以忘怀。

做法 🔍

① 鸡腿肉切成 0.5cm 宽的细条，加少许盐和黄酒稍腌后放入淀粉拌匀（图 1）。

② 葱姜蒜切末，木耳切细丝，泡椒去籽、去蒂剁细蓉（图 2）。粉葛切成 0.5cm 宽的
细条后用冷水浸泡（图 3）。

③ 调鱼香汁。混合酱油、米醋、白糖、盐、黄酒和淀粉调匀（图 4）。

④ 粉葛和木耳丝焯水，沥干备用。

⑤ 锅烧热，倒油，六成热时放入泡椒末和鸡肉炒散（图 5），鸡肉变色且有红油出现
时，放入姜末、蒜末稍炒几下（图 6），然后放入粉葛和木耳丝略炒（图 7），最后
放入葱花和鱼香汁快速翻炒均匀即可（图 8）。

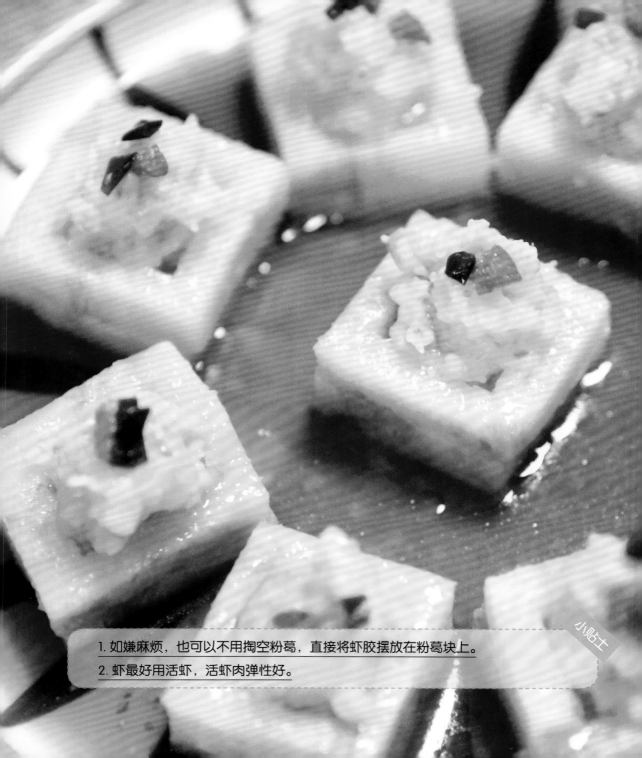

1. 如嫌麻烦，也可以不用掏空粉葛，直接将虾胶摆放在粉葛块上。

2. 虾最好用活虾，活虾肉弹性好。

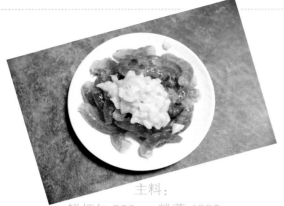

主料：
鲜虾仁 500g、粉葛 1000g、
肥肉适量
辅料：
鱼露 10g，生抽 30g，白糖 5g，
美极鲜酱油、胡椒粉、香油适量

⑭ 鲜虾酿粉葛

粉葛和虾的结合是唯美、清新
淡雅的一道菜，蛋白质含量高，热
量适中，实乃美容养颜佳品。

做法 🔍

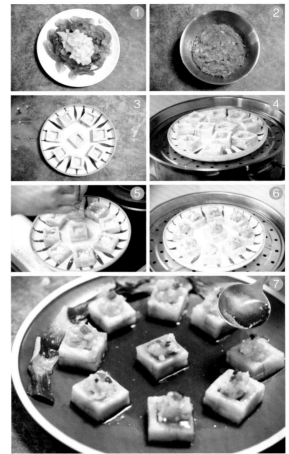

① 调鱼汁。碗里依次放入鱼露、生抽、60g 水和适量美极鲜酱油，调匀后倒入锅中，
中火烧开，然后放入白糖和适量胡椒粉。在碗里滴几滴香油，把烧开的鱼汁倒进碗
里晾凉备用。

② 虾去壳、去头、去虾线（图 1），和肥肉放在一起加入少许盐剁成泥，用手摔打几
十次至上劲儿，这样虾胶就做好了（图 2）。

③ 粉葛切块，中间用小刀或者小勺掏空（图 3），入蒸锅蒸 30min（图 4）后取出放
凉，撒上一些淀粉（图 5），再装入虾胶，入蒸锅蒸 5min（图 6）。

④ 蒸熟出锅后将盘中的水倒掉，将鱼汁倒在盘子里，放上枸杞装饰，淋少许热油即可
（图 7）。

1. 牛腩最好用带筋带皮、有层次的牛腩。

2. 炖牛肉的时候注意火候，以小火为宜，如果要节约时间，可以在调好味道之后放高压锅炖煮 20min 左右。

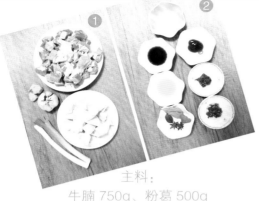

主料：
牛腩 750g、粉葛 500g
辅料：
八角 2 个、香叶 2 片、陈皮少许、
草果 1 个、豆瓣酱 20g、
柱侯酱 25g、黄酒 10g、
生抽 10g、蚝油 10g、白糖 10g、
盐 6g、老抽少许、葱姜蒜适量

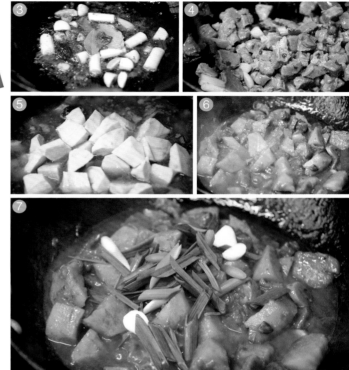

⑮ 粉葛牛腩煲

粉葛的清甜与牛腩的香气互补增益，可以补气强体。

做法 🔍

① 牛腩洗净，切成 5cm 见方的大块；粉葛切滚刀块备用，葱切段、姜切厚片、蒜切小块备用（图 1）（牛腩可以先用清水泡 1h 去血水，减少膻味。）

② 牛肉冷水下锅，放少许葱姜大火烧开，撇去浮沫煮 2min，捞出。

③ 煸炒酱料，锅中倒入少许油，烧至三四成热。放入葱姜蒜煸炒至微黄，中小火煸豆瓣酱 10s，下柱侯酱稍炒几下（图 3），下焯好的牛肉（图 4），放黄酒、生抽、蚝油、白糖、盐和所有香料（图 2），放入粉葛块和开水（图 5），大火烧开后转小火，加锅盖慢炖 2.5h 左右（图 6）。

④ 锅中撒上青蒜苗、大火翻炒，收汁出锅（图 7）。

1. 肥肉和瘦肉要分开处理，猪肉可以选择梅花肉或者前腿肉，这几个部位的肉质较嫩，肥肉比例 3：7。

2. 一定要手工剁，绞肉机虽然省力，但是绞不出好味道，口感会大打折扣。

3. 装盘的时候，不要把肉馅压得太实，用手将肉馅轻轻铺匀即可。

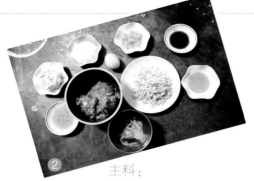

主料：
粉葛 150g、猪肉 300g
辅料：
干贝 20g、鸡蛋 1 个、葱姜少许、
生抽 2 茶匙、料酒 2 茶匙、芝麻油
1 茶匙、色拉油 1 茶匙、白糖 1/2
茶匙、生粉 2 茶匙、胡椒粉少许、
盐少许

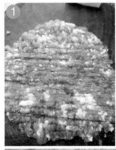

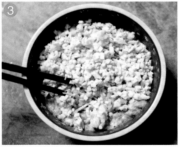

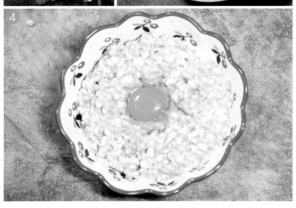

⑯ 粉葛蒸肉饼

脆嫩与柔韧的口感相间，
清香美味，营养健康。

做法 🔍

① 猪肉洗净后肥瘦分开。先将瘦肉剁细，再将肥肉切成细粒（图 1）。粉葛去皮后切细粒，干贝泡软后撕成细丝，葱姜切碎后放入碗中，加小半碗热水浸泡，得到葱姜水（图 2）。

② 剁好的瘦肉放入碗中，将泡好的葱姜水一点点加到肉末中，边加边搅拌，直到肉末变得黏稠，起胶。再将粉葛、生抽、料酒、芝麻油、色拉油、白糖、生粉、胡椒粉和盐搅拌均匀。将肥肉粒和干贝丝倒入肉馅中拌匀（图 3）。

③ 肉馅装入盘中，再在中间挖个小坑，打入鸡蛋（图 4）。

④ 蒸锅水开后，将肉饼放入蒸锅，再将一个盘子倒扣盖上，大火蒸 15min。

⑤ 关火，取出肉饼，撒上几粒葱花装饰即可。

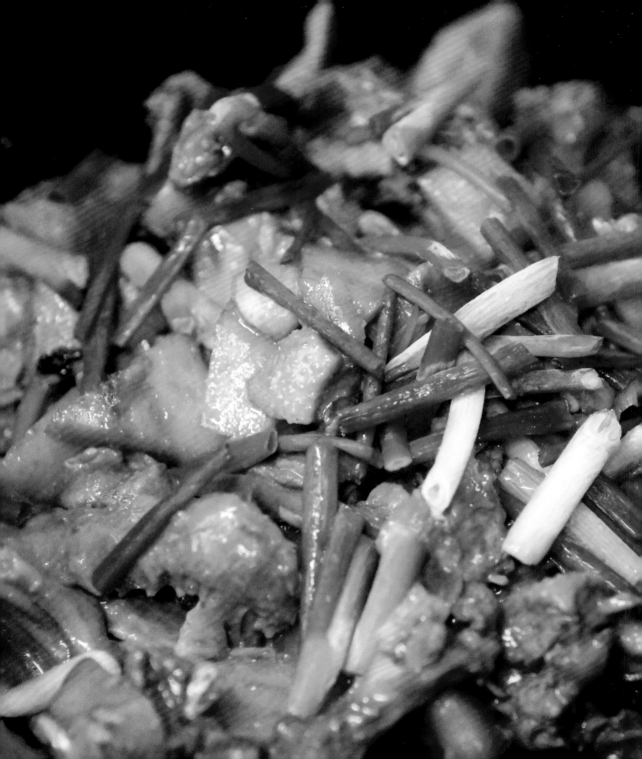

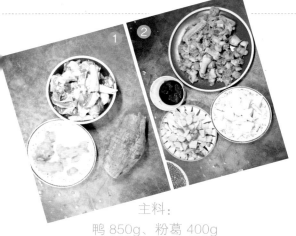

主料：

鸭 850g、粉葛 400g

辅料：

姜 180g、柱侯酱 2 茶匙、南乳
2 块、生抽 2 茶匙、老抽 1 茶
匙、黄片糖 1/3 块、料酒少许、
蒜头 1 个、大葱半根、小葱 5 根

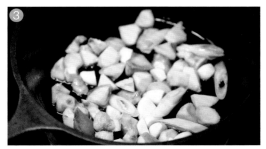

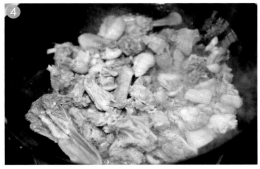

⑰ 粉葛焖土鸭

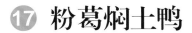

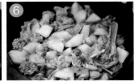

① 备料，鸭子斩块，粉葛去皮切成和鸭肉大小相同的滚刀块，姜切滚刀，大葱、小葱
切长段，柱侯酱、南乳、生抽、老抽加一碗清水调匀（图 1）。

② 焯水，将剁好的鸭肉放入锅中，加入冷水没过鸭肉，再放入料酒、姜葱，大火煮开
后撇去浮沫，捞出冲洗干净（图 2）。

③ 砂锅放油，锅热后倒入葱、姜、蒜，小火慢炒至微焦（图 3）。另取炒锅一口，放
入少许油，油热后放入八角、生姜炒香，将焯过水的鸭肉倒入锅中炒干水分（图
4），然后喷入少许料酒翻炒，加入粉葛炒散，关火（图 5）。

④ 砂锅中的葱姜蒜铺平，炒干水分的鸭肉和粉葛平铺在砂锅中，调好的料汁倒入，再
加入一碗清水，盖上锅盖，小火慢煨 30min（图 6）。

⑤ 30min 后，打开锅盖，下入黄片糖，葱段翻炒，调入适量盐，大火收汁即成。

1. 腌制过的骨头已经有盐，煲粥时不需要再加盐。

2. 一般熬粥水与米的比例是 4：1，因为要先熬骨头汤 1h，所以需要适当增加一些水。

3. 要想熬出一锅好粥，火候很重要，最后几分钟，可以用大火，同时用勺子不停搅拌，这样可以让大米更加软糯黏稠。

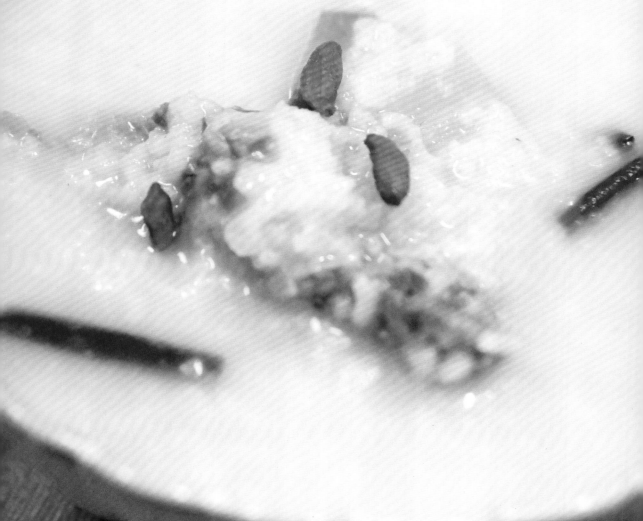

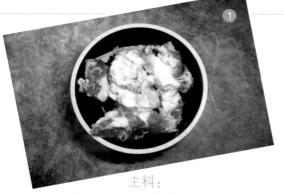

主料：
猪筒骨 1 根、粉葛 200g、
大米 250g
辅料：
芝麻油少许、姜 5 片

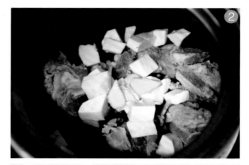

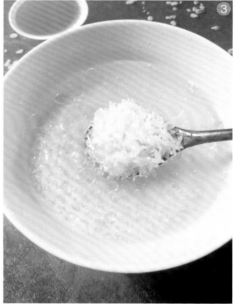

⑱ 粉葛咸骨粥

粥容易消化，调养肠胃，加入了粉葛，让粥变得清甜可口。粉葛咸骨粥，是食欲不振、没有胃口时的不错选择。

做法 🔍

① 筒骨加盐腌制后放冰箱贮存 1 晚即成咸骨（图 1）。粉葛切丁，姜切片。

② 咸骨焯水后清洗干净，然后将咸骨、粉葛、姜片放入瓦煲中（图 2），加水煲 1h。煲汤的同时，将大米淘洗干净，加水（水量应淹没过大米），再入几滴芝麻油腌制（图 3）。

③ 将泡好的大米倒入瓦煲中，大火煮沸，中小火 30min（图 4）。

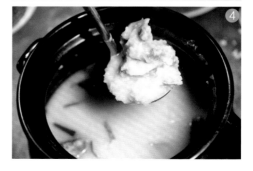

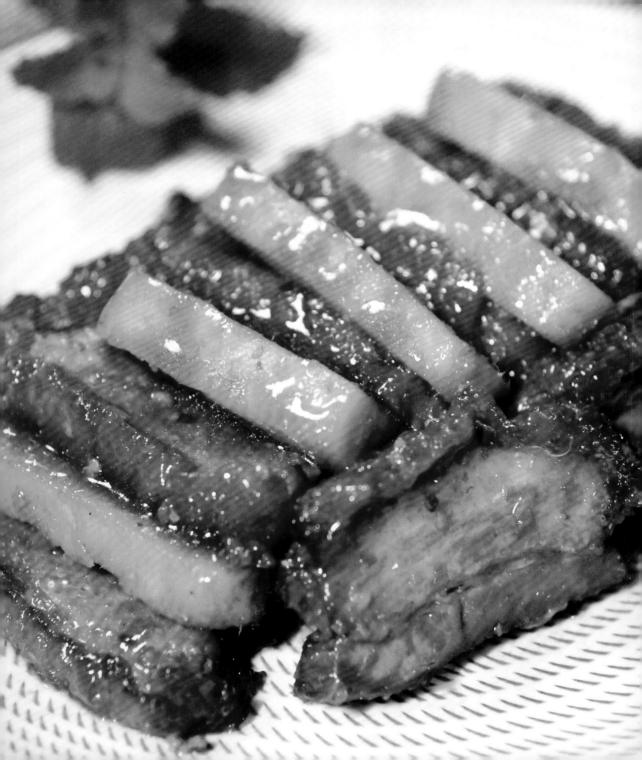

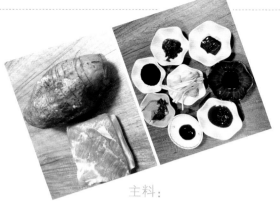

主料：

粉葛 1 根、五花肉 500g

辅料：

南乳 2 块，柱侯酱 1 汤匙，

蚝油 1 汤匙，海鲜酱 1 汤匙，

老抽 1 汤匙，料酒 1 汤匙，

八角 4 颗，香叶 2 片，白醋少许，

葱、姜、食用油适量

⑲ 粉葛扣肉

扣肉是逢年过节或家庭团聚的必备菜肴。当清爽无渣的粉葛与肥瘦相间的五花肉相撞，荤素结合、肥瘦互补，搭配上南乳酱的咸香和香料的幽香，可谓是肥而不腻，瘦而不柴，入口即化，不见锋棱的美味。

做 法 🔍

① 五花肉去毛，皮朝下放在烧热的锅里烙到表面焦黄后拿出刮洗干净（这一步可以很好的去除猪肉的毛腥味）。

② 五花肉皮朝下放入锅中，加水、葱、姜、料酒、八角，大火煮开后撇去浮沫（图 1），改小火煮约 20min，用筷子能轻易插穿猪肉即可捞出。

③ 准备一把叉子，用叉子在猪皮的表面扎孔（图 2，注意分寸，别扎太深），扎好孔后在猪皮上抹点白醋，再抹点盐稍腌制 15min 左右。

④ 用几根竹签或牙签将肉的四周固定（图 3），锅中倒入油（油量以泡过猪皮为准），肉冷油下锅，盖上锅盖，开中小火，炸至猪皮呈金黄色，猪皮表面出现凹凸不平的大小不均匀的小白点（图 4），炸好的肉放入温水中浸泡，浸泡至可以轻易拔出竹

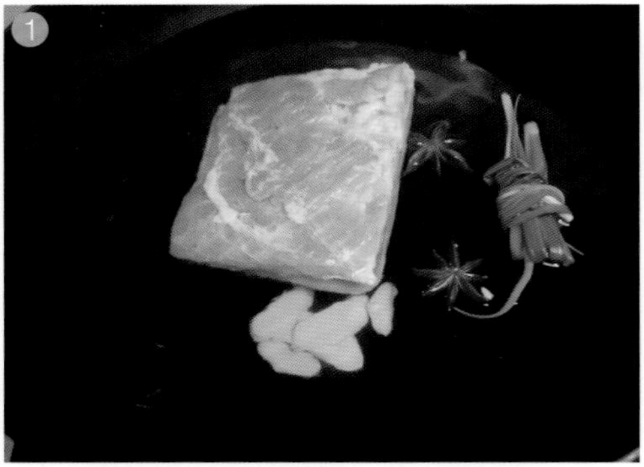
1
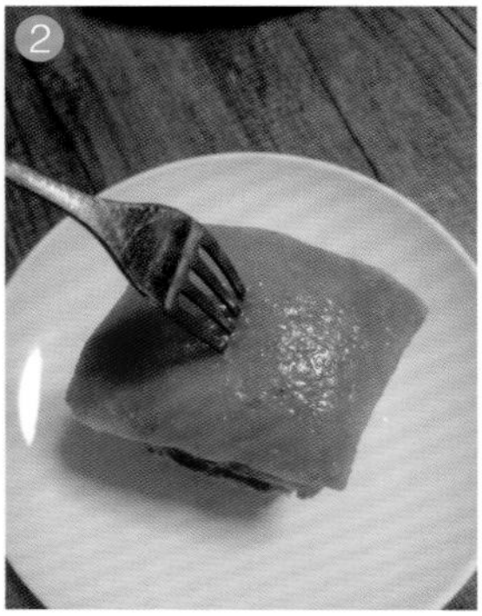
2
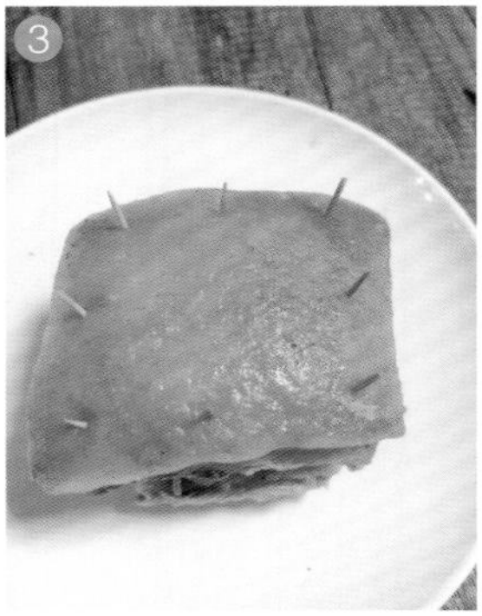
3
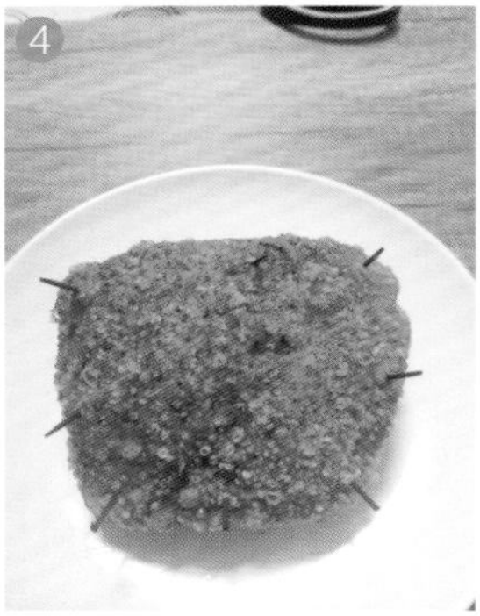
4
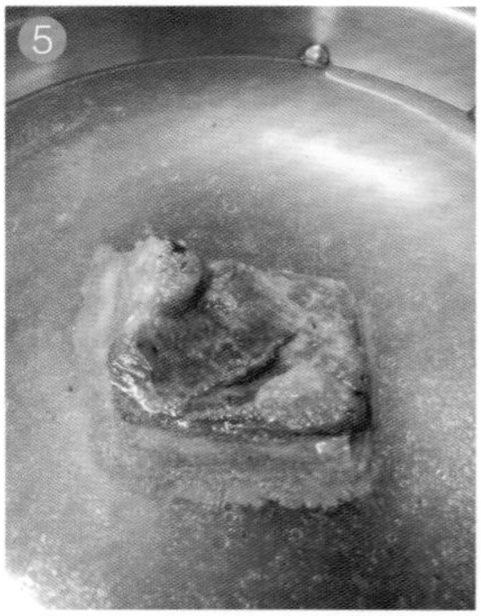
5
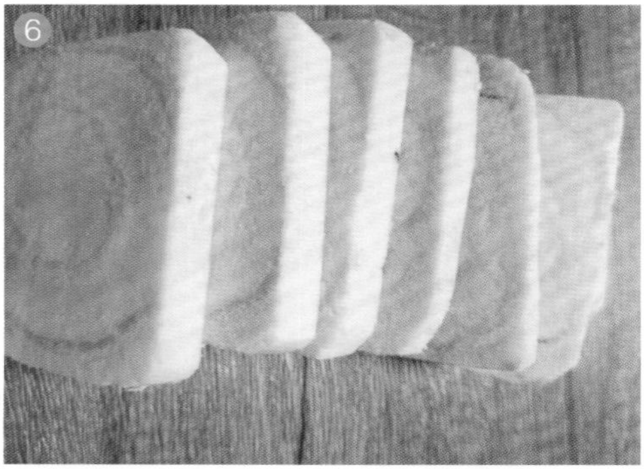
6
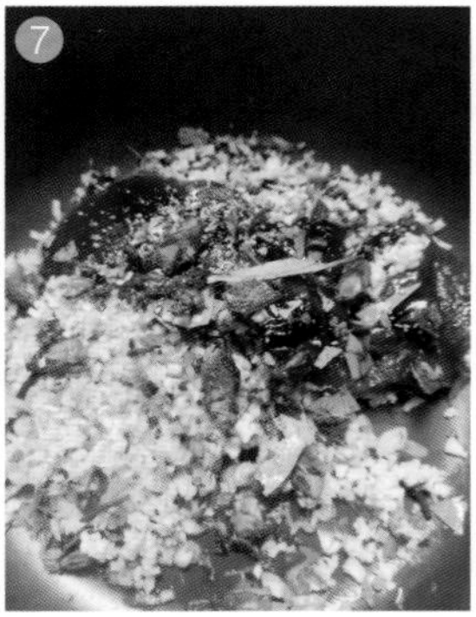
7
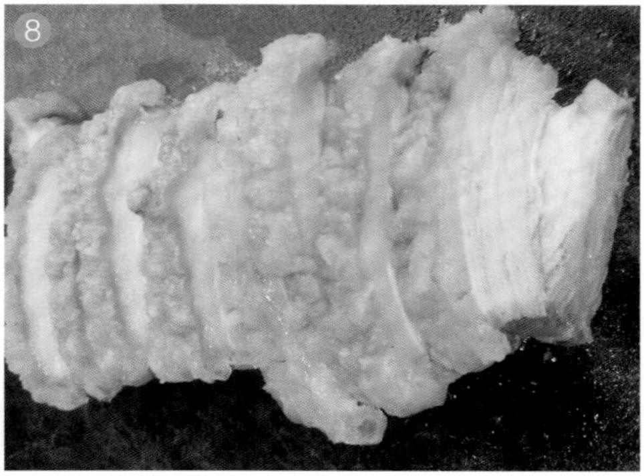
8
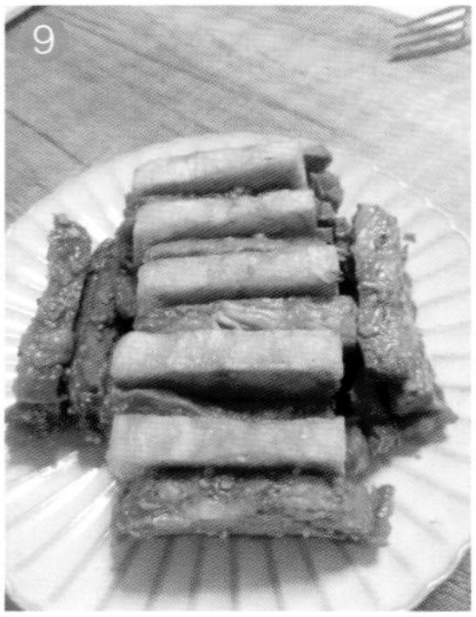
9

签即可（图5）。

⑤ 泡肉的时间将葛根去皮洗净，切成长约8cm、厚约0.5cm的片（图6），葱白切碎、姜切细末，香料用刀剁碎备用。找一个大碗，将南乳、柱侯酱、耗油、海鲜酱、老抽、料酒、葱姜末及剁好的香料搅拌均匀（图7）。

⑥ 泡好的肉拔出牙签，去掉边角，切成与葛根片差不多大小的片（图8），再将切好的肉与调料搅拌均匀，腌制15~20min。

⑦ 取一个平底的大碗，粉葛与肉（猪皮朝下）相隔（图9）依次摆放碗内，剩余汤汁倒进碗中。隔水大火蒸1h后转小火蒸1h。

⑧ 肉蒸熟后将碗里的汤汁滗出，肉倒扣在盘子上，汤汁勾芡后浇在肉上即成。

小贴士

1. 五花肉要选择肥瘦适中的，扎孔的目的是为了让猪皮在油炸时更好的涨发。

2. 炸肉时盖上锅盖是为了防止油进溅，刚开始炸肉时，肉里面还有水分，油锅会噼里啪啦作响，等到锅里基本没有响声了，再揭开锅盖，将肉翻面炸，这样油就不会到处进溅烫伤人，也不会弄脏厨房。

3. 如果觉得用普通蒸锅花费的时间过长，也可以放入高压锅中，这样更节约时间。

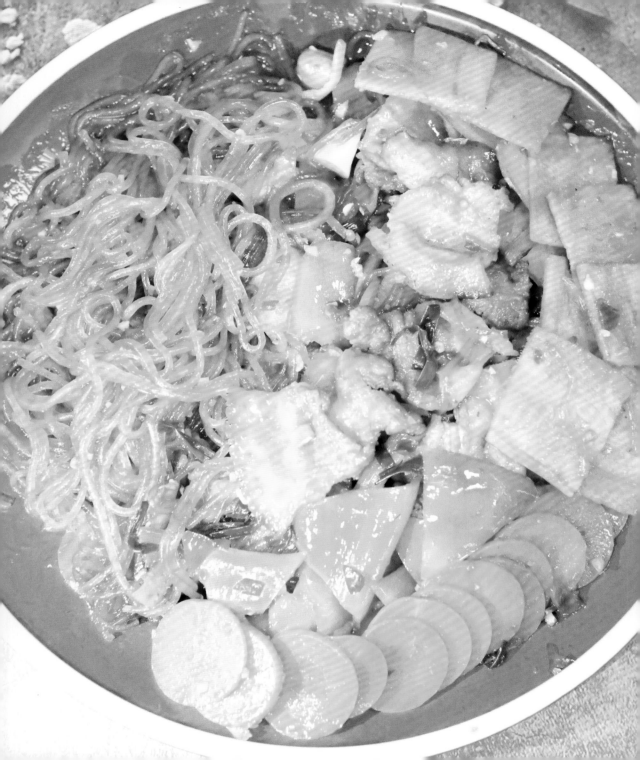

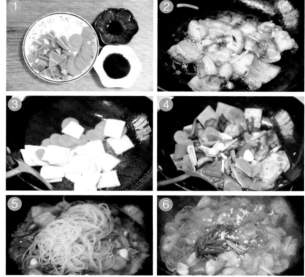

小贴士

1. 加水的量以水面和所有原料持平为准。

2. 粉条不要泡太软，因为后面还要炖。

主料：
粉葛 150g、青椒 100g、
胡萝卜 50g、葛根粉条 50g、
五花肉 100g
辅料：
酱油 20g、醋 2g、黄酒 10g、
香油 10g、辣椒酱一勺、
盐、葱、姜、蒜适量

⑳ 大烩菜

做法 🔍

❶ 将葛根粉条提前用开水浸泡。葛根削皮、青椒去籽、胡萝卜去皮后分别洗干净。粉葛、胡萝卜切片，青椒掰小块（图1）。葱切小片、姜切丝、蒜切末，五花肉切大片备用。

❷ 锅烧热，倒油，放入肉片炒散，放入一半的葱、姜、蒜，再放入 5g 酱油和 5g 黄酒炒香出锅（图2）。

❸ 锅洗净烧热，倒油，放入粉葛和胡萝卜片，大火煸炒 1min（图3），加入辣椒酱，然后放入青椒，煸炒半分钟后放入肉片、剩余的黄酒和酱油，再放入剩余的葱、姜、蒜爆香（图4），倒入开水，加盐和少许醋烧开，放入粉条搅匀后用大火烧开（图5），盖上锅盖，转中小火烧七八分钟，最后撒一点儿蒜末、葱段，放点香油即可（图6）。

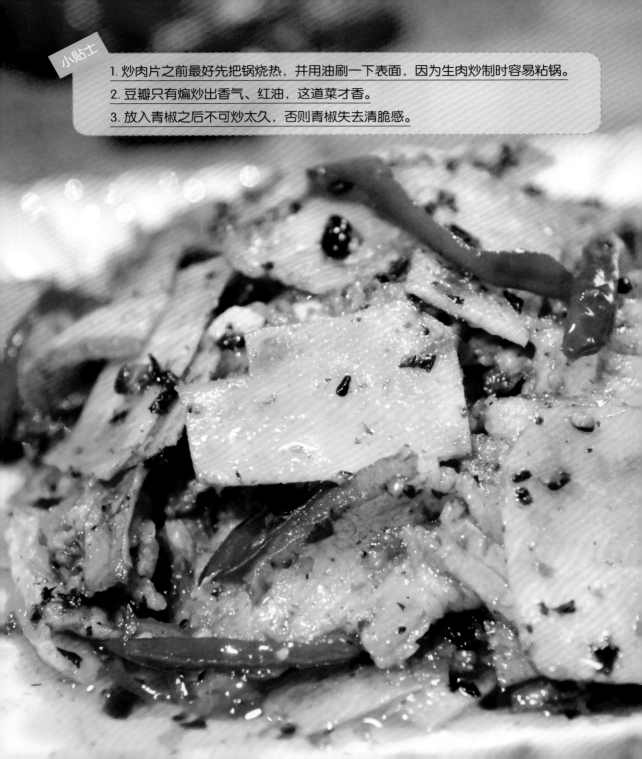

1. 炒肉片之前最好先把锅烧热，并用油刷一下表面，因为生肉炒制时容易粘锅。

2. 豆瓣只有煸炒出香气、红油，这道菜才香。

3. 放入青椒之后不可炒太久，否则青椒失去清脆感。

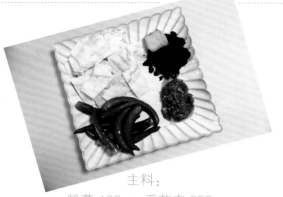

主料:
粉葛 100g、五花肉 250g
辅料:
青椒 1 个、永川豆豉 20g、豆瓣酱
30g、姜 3g、黄酒 10g、酱油 5g

㉑ 粉葛小炒肉

做 法 🔍

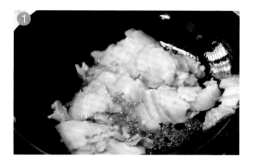

① 粉葛切薄片，长约 5cm，宽约 3cm，厚约 1.5mm；五花肉切成约 6cm 长、3cm 宽、0.3cm 厚的大片。

② 豆瓣酱剁细，豆豉捏散，姜切末，青椒切块备用。

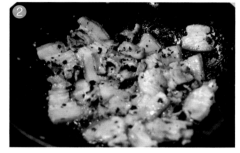

③ 炒锅烧热，倒适量油，油温五成热时下五花肉用中火煸炒 1min 左右，放豆豉再煸半分钟（图 1、图 2）。

④ 关小火，将肉推至锅边，放入豆瓣酱，温油炒香，直到出红油（图 3）。

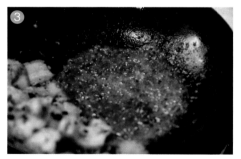

⑤ 开中大火放姜末，青椒稍炒一下，最后放粉葛、黄酒和酱油与肉片一起炒香，约半分钟（图 4）。

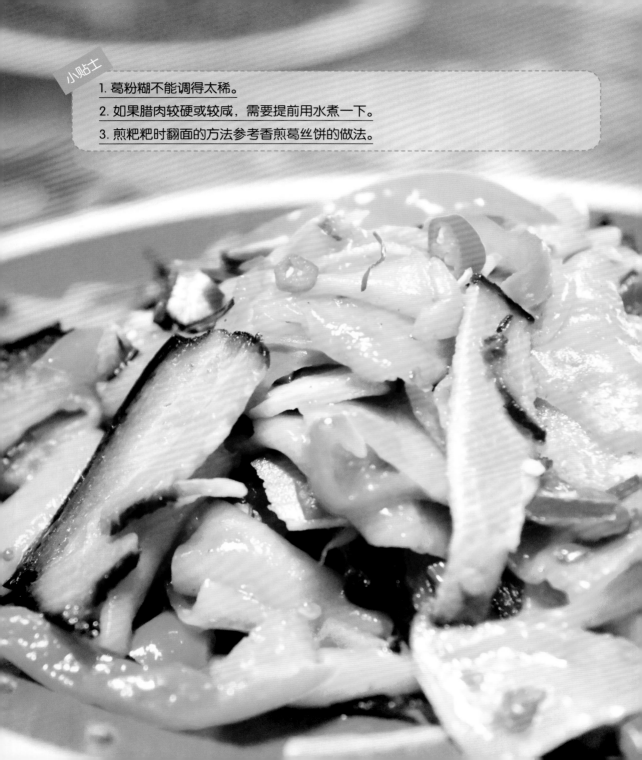

小贴士

1. 葛粉糊不能调得太稀。

2. 如果腊肉较硬或较咸，需要提前用水煮一下。

3. 煎粑粑时翻面的方法参考香煎葛丝饼的做法。

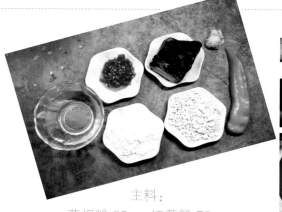

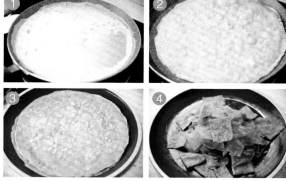

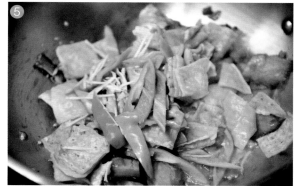

主料：
葛根粉 80g、红薯粉 70g、
腊肉 200g
辅料：
水 170g，青椒、剁辣椒、盐少许

㉒ 葛粑炒腊肉

做 法 🔍

① 葛根粉和红薯粉加水、盐混合均匀，过筛，腊肉洗净切薄片，蒜苗切段。

② 不粘锅刷油，中小火加热，将混合后的液体搅拌均匀后倒入锅中，倒入的量以原料均匀铺满不粘锅并稍厚一点为原则，煎好一面后翻面再煎，得到葛根粑粑（图 1、图 2、图 3）。

③ 煎好的葛根粑粑切片（图 4）。

④ 炒锅中放少许油，将腊肉下锅煸炒至肉片开始卷边，加入剁辣椒，再加入葛根粑粑翻炒，撒上青椒翻炒均匀即可（图 5）。

> 将葛根粉制成葛粑与腊肉相结合，烹饪过程中，香糯的葛粑吸收了腊肉的咸香，口感醇香浓厚，别有一番风味。

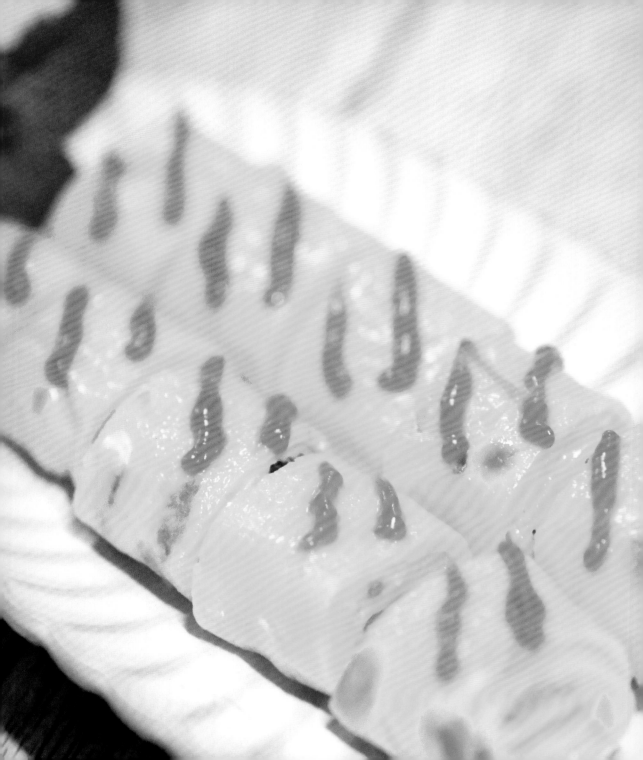

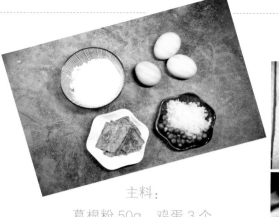

主料：

葛根粉 50g、鸡蛋 3 个

辅料：

洋葱半个，豌豆适量，培根 2 片，

盐、胡椒粉适量，番茄酱少许

（装饰用）

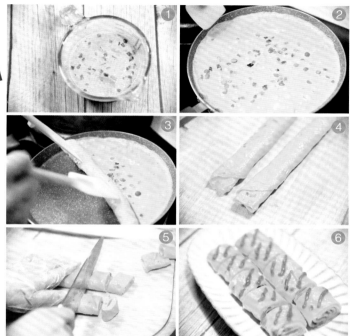

㉓ 葛根蛋卷

做法 🔍

① 葛根粉调入清水拌匀，将大葱切丁，豌豆切碎，培根煎熟后切碎末。

② 鸡蛋打散，葛根粉倒入打好的蛋液中搅拌均匀。

③ 将切好的豌豆、大葱、培根倒入蛋液中，加入细盐、胡椒粉调味（图 1）。

④ 不粘锅刷一点油，加热后改中小火，倒入刚好可以覆盖锅面的鸡蛋液（图 2）。锅内的蛋液开始凝固时，用锅铲将蛋从一端卷到另一端（图 3）。

⑤ 将蛋卷盛出（图 4），切段（图 5），淋上番茄酱即可（图 6）。

小贴士

1. 葛根粉加入蛋液中能使得蛋卷更有嚼劲，不会吃着软趴趴的。

2. 喜欢清淡点的可以不加盐或胡椒粉，在蛋液凝固后在上面铺一张海苔然后卷起来。

1. 为了便于清洗，盛拔丝菜的盘子可以提前抹点油，以防粘上糖液不好洗。

3. 拔丝粉葛要趁热吃，凉后糖容易凝固，拔不出丝来。

4. 吃拔丝类的菜肴，桌上最好放一碗凉开水，用筷子沾水食用，以免筷子被糖粘住。

5. 最后装饰时，动作一定要快，要趁糖浆没有完全凝固时完成。如果糖浆凝固，可以开小火加热一下再拉丝。但要注意，糖浆太热也不能拉丝。

6. 做这道菜，如果有红外线测温枪则更为方便。只要按照配方中的温度，分分钟就能做出大厨的水准。

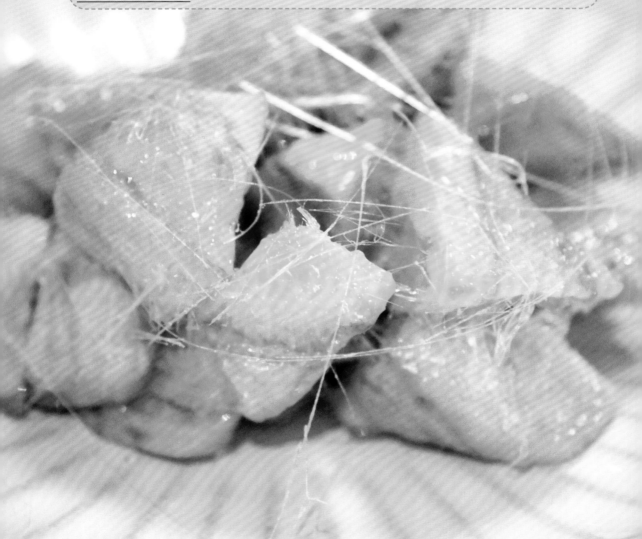

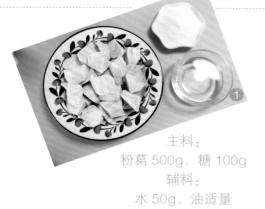

主料：

粉葛 500g、糖 100g

辅料：

水 50g、油适量

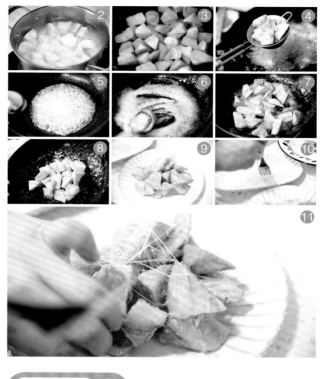

㉔ 拔丝粉葛

拔丝这种烹调方法，是利用糖在加热到一定温度时具有伸延性的物理性质来制作的，所以只要掌握好熬糖时的温度就能拔出丝来。每当亲友会餐，或是筵席将要结束时，端上一盘拔丝菜，大家一齐下箸，银丝满席，趣味无穷。

做 法 🔍

① 粉葛去皮切滚刀块，糖、水称好备用（图 1），粉葛放入锅中煮 15min 左右后捞出控干水分（图 2）。

② 锅中倒入油，油量以淹没粉葛为度，冷油时将粉葛下锅，炸至表面微焦，颜色金黄时捞出控油（图 3、图 4）。

③ 锅中放水，再倒入白糖，先开大火烧开，烧开后调至中小火，当看到糖浆开始变浓稠，外围颜色开始变深时（图 5），开始用勺子不停划圈搅拌，此时糖浆的温度在 165℃左右，不要停，继续熬糖浆，当看到糖浆的泡沫由大泡变成小泡（图 6），用勺子舀起糖汁，能成线状流动时（此时的温度大概在 190~200℃），糖浆就熬好了。

④ 迅速的将炸好的粉葛下锅翻动（图 7），使其均匀的裹上糖浆后（图 8），起锅装盘（图 9）。

⑤ 将锅中剩余的糖浆倒出，用叉子蘸一下糖浆（图 10），然后轻轻提起叉子，就可以牵出长长的丝。将牵出的糖丝摆放在盘子周围装饰即可（图 11）。

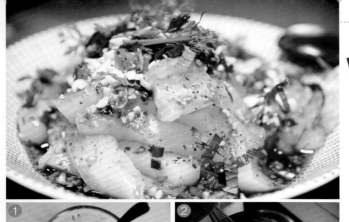

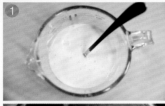
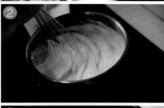
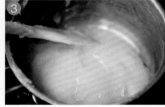
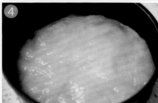

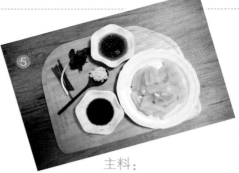

主料：
葛根淀粉 140g
辅料：
水 500mL、葱 1 根、蒜 4 瓣、
生抽 1 茶匙、米醋 1 茶匙、白糖少
许、花椒油少许、芝麻油少许、
盐少许、薄荷 1 根、小米椒 2 颗、
红油辣子 2 茶匙、花生米适量

25 葛根凉粉

做 法 🔍

① 将 500mL 水和葛根淀粉混合均匀并过筛（图 1），模具刷油防粘。

② 过筛后的葛根淀粉水倒入锅中，中小火加热，加热的过程中一直搅拌（图 2），当看到锅中的原料开始抱团时，加快搅拌速度，直至全部透明后倒入模具中（图 3），将其均匀摊平，自然冷却（图 4）。

③ 冷却的过程中来准备凉拌的佐料，蒜切蓉，葱、辣椒、薄荷切细，花生米剁碎（图 5）。将除薄荷、花生以外的所有材料全部放入碗中搅拌均匀。

④ 冷却后的葛根凉粉切成食指大小的长条，整齐地码入盘中，淋上拌好的佐料，撒上薄荷和花生碎，即可享用。

小贴士

1. 用葛根粉做出来的凉粉，口感弹牙、有韧性，在最后搅拌时一定要快速，否则容易结块。

2. 盛凉粉的模具一定要防粘，可以用披萨的烤盘或者玻璃碗刷油。切凉粉时，准备一碗凉开水，在刀上抹一点水可以防止切的时候粘刀。

3. 红油辣子和小米椒的用量可以视个人口味而定，如不能吃辣，可以不放辣椒。没有辣味的葛根凉粉味道依然很棒。

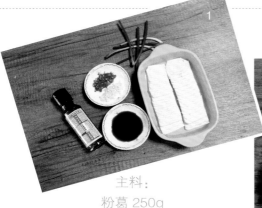

主料：
粉葛 250g
辅料：
蒜头 1 个、小米椒 2 颗、
葱 1 根、盐少许、香油几滴

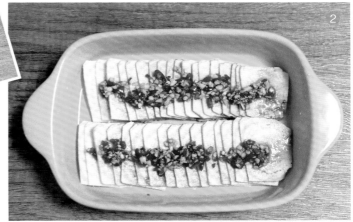

26 蒜蓉蒸粉葛

做 法 🔍

非常清淡的一道菜，很好的保留粉葛的味道，
蒸出来的粉葛口感脆甜，别有一番风味。

① 粉葛去皮洗净切薄片，蒜切细末，小米椒切碎（图 1）。

② 切好的粉葛片斜铺盘中，将其余材料放入碗中搅拌均匀后倒在粉葛片上（图 2）。

③ 蒸锅上汽后，将粉葛放入蒸锅，大火蒸 3~5min 即可（图 3）。

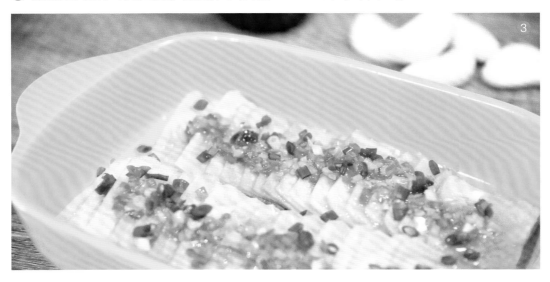

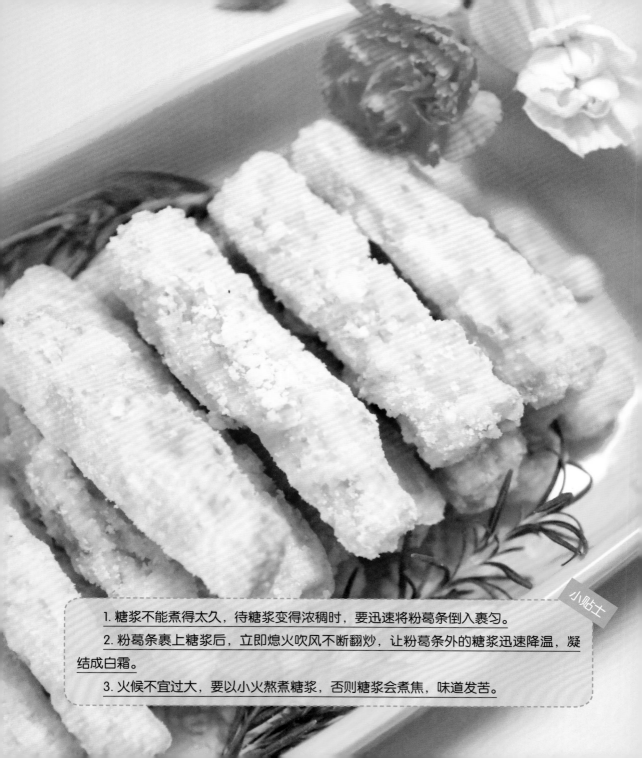

小贴士

1. 糖浆不能煮得太久，待糖浆变得浓稠时，要迅速将粉葛条倒入裹匀。

2. 粉葛条裹上糖浆后，立即熄火吹风不断翻炒，让粉葛条外的糖浆迅速降温，凝结成白霜。

3. 火候不宜过大，要以小火熬煮糖浆，否则糖浆会煮焦，味道发苦。

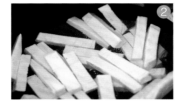

27 反沙粉葛

反沙是潮州菜的一种烹调方法，是把白糖融化成糖浆后投入炸熟的食材，让其冷却凝固，待裹在食材外层的糖浆变成白霜即成。反沙葛根，就是用富含淀粉的粉葛加白糖反沙制成，吃起来粉滑香甜。

主料：
粉葛 500g、糖 150g
辅料：
色拉油（炸制用），猪油、
橘子皮、葱少许

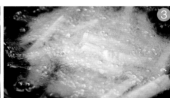
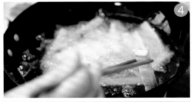
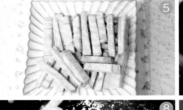
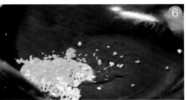
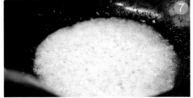
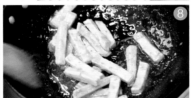
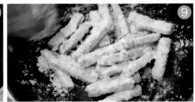

做法

1. 粉葛去皮洗净后切成拇指粗的长约 7cm 的条，控干水分。新鲜橘子皮切末，葱留葱白切末（图 1）。
2. 锅中倒入油，油量以淹没粉葛为度，倒入粉葛条，炸至粉葛金黄（图 2、图 3），用筷子夹一段粉葛，碰撞锅边发出清脆的响声即可捞出（图 4、图 5）。
3. 开小火，放少许猪油，将橘皮末和葱白末炒香（图 6），然后将糖倒入小火慢熬糖浆并不断画圈搅拌，直至糖浆的泡沫由大变小，呈浓稠且色泽变浅黄（图 7）。
4. 炸过的粉葛条下锅，然后立即熄火，不停的翻炒至糖开始变成沙粒状（图 8、图 9），粉葛条表面挂上白霜，盛出装盘即可。

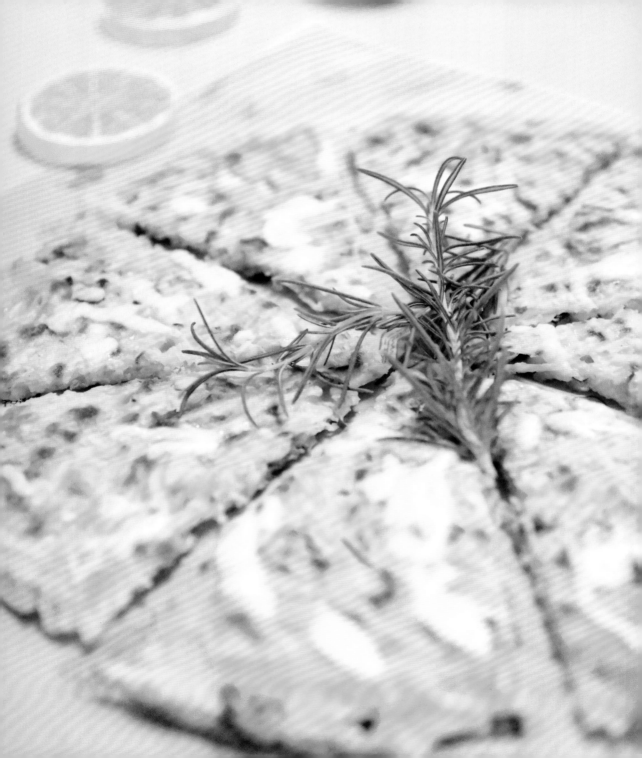

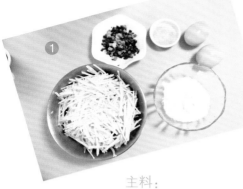

主料：

粉葛 300g、面粉 40g

辅料：

盐 4g，鸡蛋 2 个，胡椒粉、葱花、
芝士碎少许，油适量

小贴士

1. 煎饼时注意调节火候，小火慢煎。

2. 此配方用 24cm 不粘锅，刚好煎两张葛丝饼。

3. 给饼翻面，可以用一个比锅大一些的圆盘或蒸格盖在锅上，然后将锅倒扣在圆盘或蒸格上，再将饼移到锅中，没有煎的一面朝下。

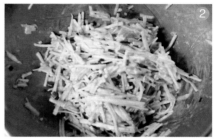

28 香煎葛丝饼

做法

1. 粉葛去皮洗净切细丝（图1），加入鸡蛋液、面粉、盐、胡椒粉拌匀（图2）。

2. 不粘锅刷油，将拌好的葛丝平铺在不粘锅中，注意薄厚均匀（图3）。

3. 开中火慢慢加热，待一面煎至金黄后翻面煎另一面。

4. 将芝士碎按照个人喜欢的量均匀撒在饼面上，待芝士碎融化、饼也煎到双面金黄时关火装盘（图4）。

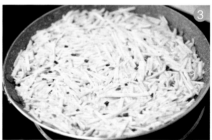

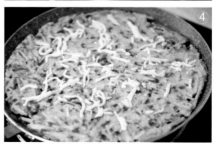

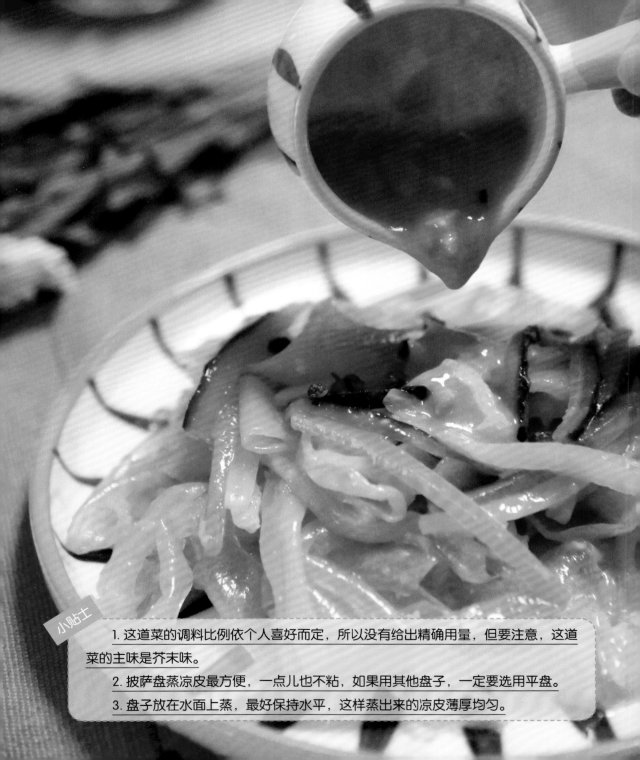

小贴士

1. 这道菜的调料比例依个人喜好而定，所以没有给出精确用量，但要注意，这道菜的主味是芥末味。

2. 披萨盘蒸凉皮最方便，一点儿也不粘，如果用其他盘子，一定要选用平盘。

3. 盘子放在水面上蒸，最好保持水平，这样蒸出来的凉皮薄厚均匀。

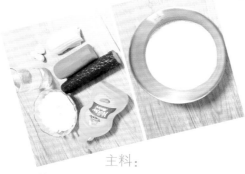

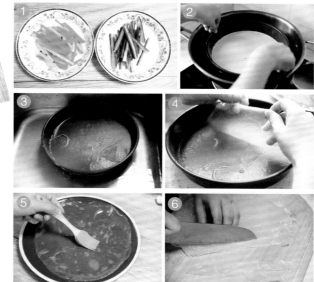

主料：
葛根粉 200g、清水 350mL，
胡萝卜、白菜帮、黄瓜适量
辅料：
黄芥末酱、米醋、花椒、生抽
白糖、蒜、香油适量

㉙ 时蔬凉皮

做 法 🔍

用葛根粉做的凉皮，筋、薄、细、穰，凉拌时放点黄芥末，配以清爽时蔬，清凉感和独特的辛辣味会让人食欲大开。

① 葛根粉先加入 50~100mL 的清水搅拌，再倒入剩余的清水搅拌均匀后过筛，放置 20min 备用。

② 趁此时间准备辅料，蒜捣成泥，黄瓜、胡萝卜和白菜帮切条，黄瓜加少许盐抓匀后略腌。胡萝卜条和白菜条放到开水中焯水捞出，沥干后撒上适量花椒拌匀备用（图 1）。

③ 调芥末酱。将适量芥末酱、米醋、花椒、盐、生抽、白糖、蒜泥和香油调成酱汁备用。

④ 准备披萨盘和一盆水，披萨盘刷少许油，锅中烧水，等水快开时，舀一汤勺面糊均匀的铺在盘子上，把披萨盘放到锅中的水面上（图 2），然后盖上盖子，1~2min 后，面皮开始鼓起大泡，这时打开锅盖，将蒸好后的凉皮连盘子一起放到冷水中降温（图 3）。盘子不烫手时，沿边缘小心揭下凉皮（图 4），用刷子在凉皮表面刷少许油平铺放置于干净的盘子里（图 5）。

⑤ 蒸盘重新抹油，重复上面的步骤，直到面糊用完。配方中给出的用量，可以做 6 张 8 寸（1 寸 ≈ 3.33cm）左右的凉皮。

⑥ 做好的凉皮切成细条（图 6）。拣出白菜条和胡萝卜条中的花椒。将腌黄瓜时出的水倒掉。所有主料放在一起，倒入调好的芥末酱拌匀即可享用。

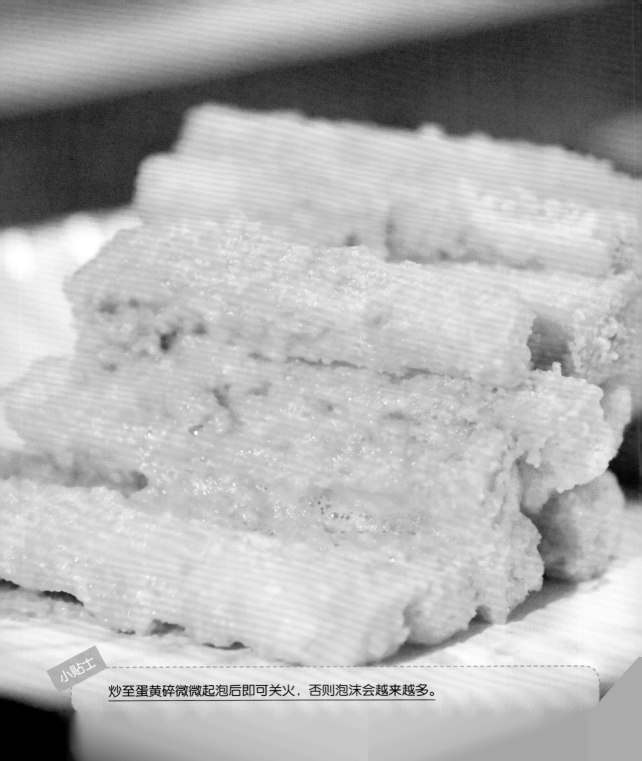

炒至蛋黄碎微微起泡后即可关火，否则泡沫会越来越多。

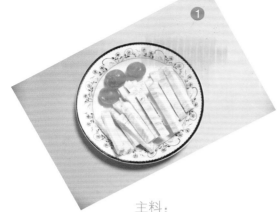

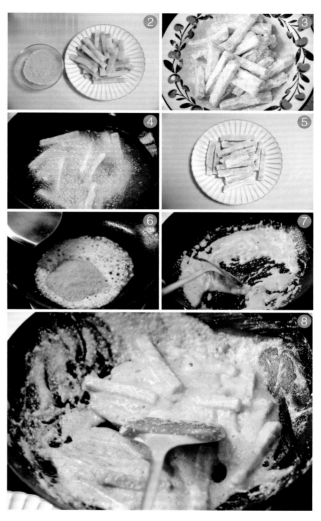

主料：

粉葛 200g、咸蛋黄 3 颗

辅料：

淀粉、盐适量

30 金沙葛根

做 法 🔍

① 粉葛洗净去皮，切条状（图1）。

② 咸蛋黄蒸熟，凉透后过筛成蓉。葛根过水煮至断生（图2）。

③ 将煮好的粉葛先裹上湿淀粉，再放入干淀粉中充分拌匀（图3）。

④ 炒锅加油烧五成热，放入粉葛条炸透，捞出，待油温升热，再复炸至金黄色，捞出沥油（图4、图5）。

⑤ 锅中留少许油，放入过筛后的咸蛋黄小火慢炒至出现泡沫时（图6、图7），倒入炸好的粉葛条，加入盐调味（图8），关火装盘。

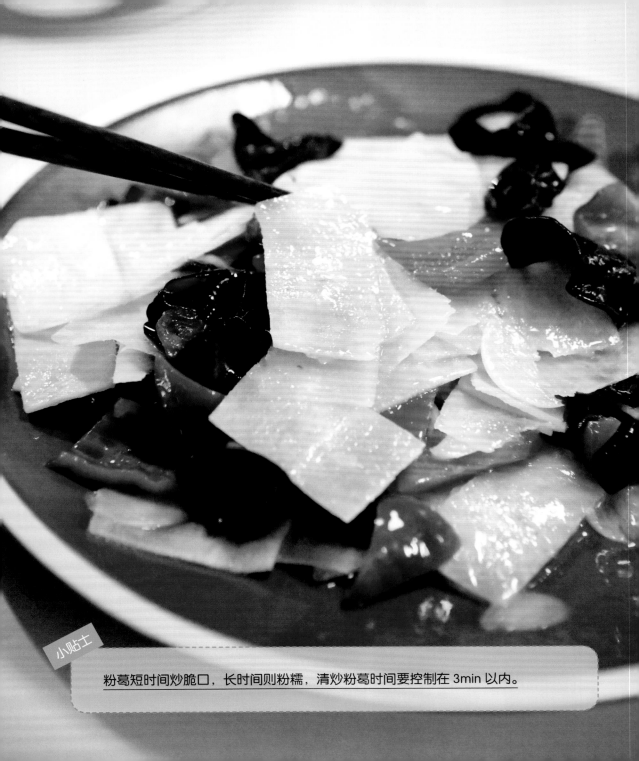

粉葛短时间炒脆口，长时间则粉糯，清炒粉葛时间要控制在 3min 以内。

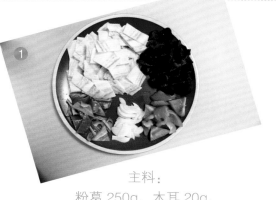

主料：
粉葛 250g、木耳 20g、
青红椒少许
辅料：
盐 1/2 茶匙、淀粉少许、
蒜 2 瓣、油适量

31 清炒粉葛

不需要做菜技术，但同时又能让人耳目一新的一道菜，葛根自带少许清甜味，口感脆爽，老少皆宜。

做 法

① 粉葛去皮洗净切薄片，木耳水发、青红椒切片、蒜切片（图1）。

② 将粉葛和木耳焯水（图2）。

③ 锅中放油，放入蒜片炒香（图3），倒入粉葛片、青红椒、木耳，加盐调味（图4）。

④ 淋入少许水淀粉勾芡，出锅装盘。

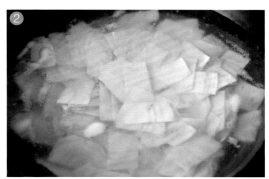

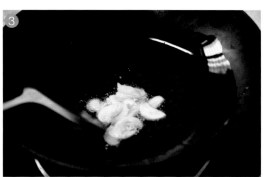

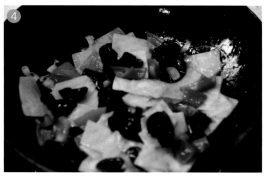

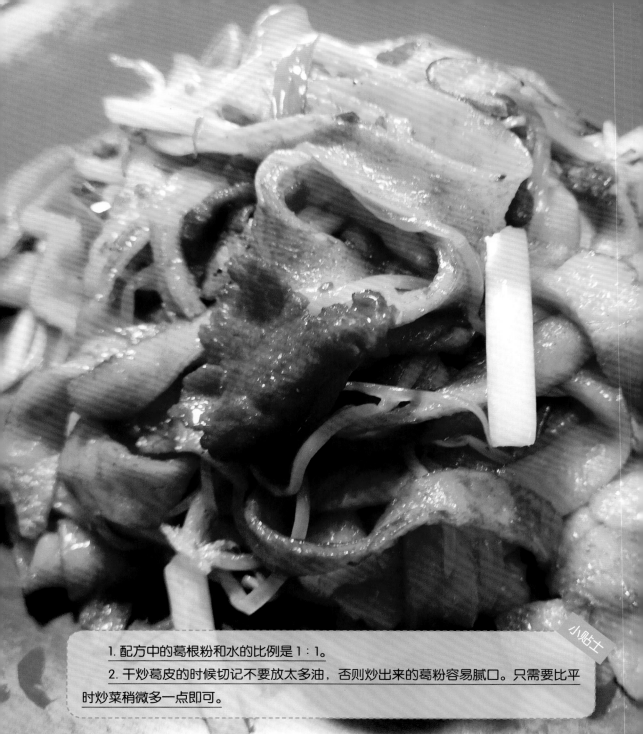

1. 配方中的葛根粉和水的比例是1:1。

2. 干炒葛皮的时候切记不要放太多油，否则炒出来的葛粉容易腻口。只需要比平时炒菜稍微多一点即可。

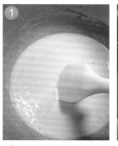
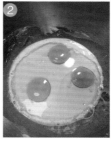
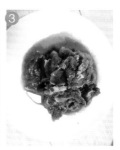
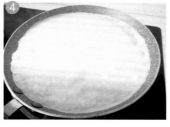
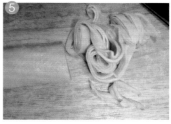

主料：

葛根粉 100g、鸡蛋 3 个、

牛肉 100 克

辅料：

绿豆芽 100 克，

韭黄、香葱、洋葱、盐、生抽、老

抽、糖、花生油、小苏打、淀粉适量

32 干炒葛皮

做法 🔍

干炒葛皮色泽油润亮泽，牛肉滑嫩焦香，葛粉爽滑筋道，盘中干爽无汁，入口鲜香味美，配料丰富多样。

① 葛根粉加水搅拌均匀，调至糊状（图 1），加入鸡蛋搅拌均匀（图 2）。韭黄、香葱、洋葱洗净后切成段。

② 牛肉切片，用水抓匀，让它吸水后再加生抽、白糖拌匀，最后加花生油腌制最少半小时（图 3）。

③ 平底锅烧热加少许油，倒入葛根粉糊摊成薄饼（图 4）。摊好的薄饼放凉后卷成卷，切成细条（图 5、图 6）。

④ 锅里加油烧热，下入牛肉，一变色就捞起滤干油待用（图 7、图 8）。

⑤ 将锅里的油倒干净，一点都不留，加热锅，将绿豆芽和葛粉、洋葱一起入锅（图 9），把绿豆芽和葛粉拌匀，炒到绿豆芽稍微变软。

⑥ 将锅离火，加入牛肉、韭黄、洋葱、葱段（图 10）。再加入适量的盐、生抽、老抽拌匀。调好味道后，将锅置回火上，快速炒匀即可（图 11）。

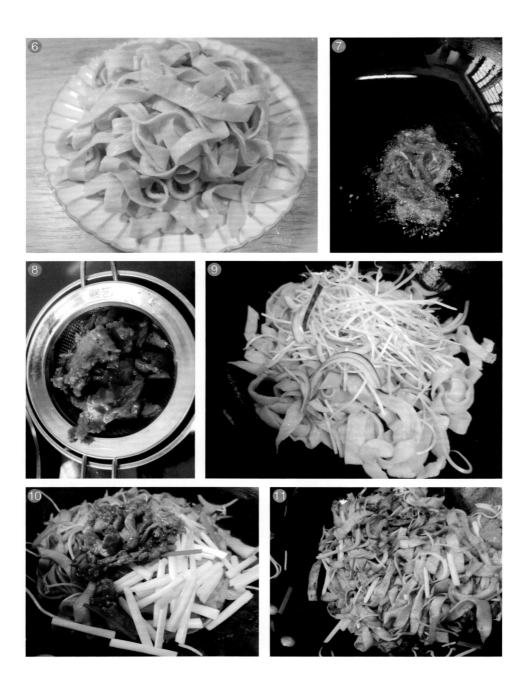

甜点、小吃

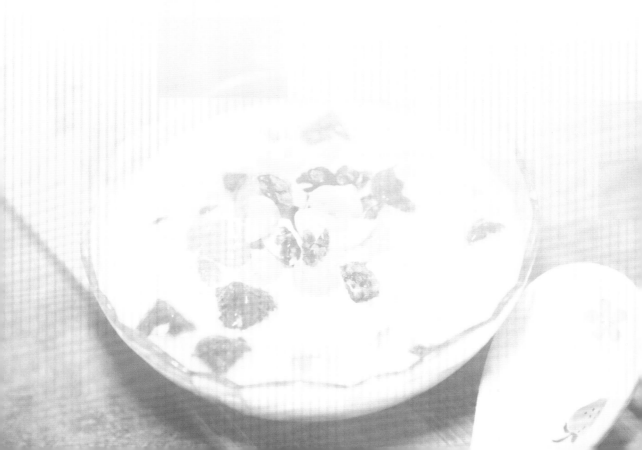

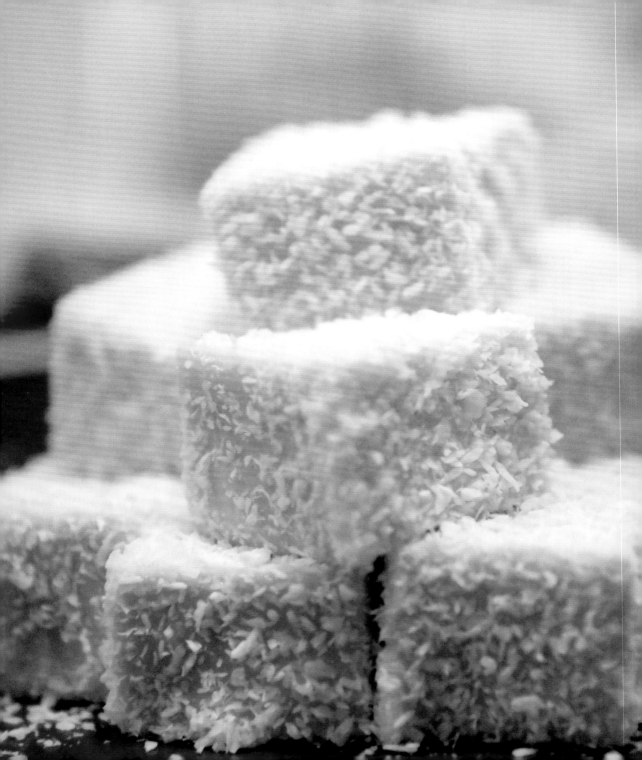

㉝ 葛根小方

材料

葛根淀粉 30g、牛奶 240g、糖 30g、椰蓉适量

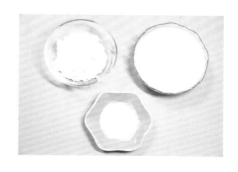

做法 🔍

① 葛根淀粉混合牛奶、糖，搅拌至顺滑无颗粒状态后过筛（图 1）。

② 倒入奶锅中小火慢熬，熬的过程中需要一直搅拌，以免糊底（图 2）。

③ 熬至浓稠后熄火（图 3），盛入防粘模具中放凉后入冰箱冷藏 2h 以上（图 4）。

④ 冷藏后的材料倒扣脱模（图 5），切成如图 6 所示大小的方块，将小方块轻轻的放入椰蓉中滚一圈（图 7），美味的葛根小方就完成了。

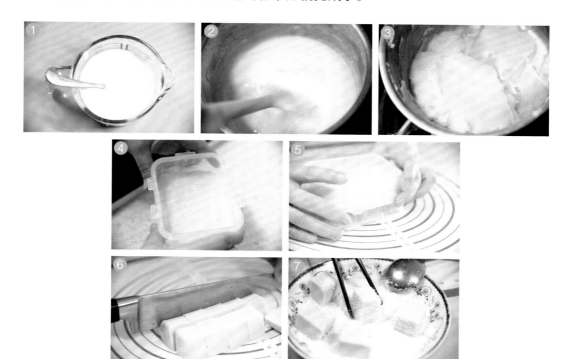

㉞ 桂花葛根羹

材料

葛根粉 15g、水 200g、蜂蜜 1 勺、干桂花少许

做法

方法一　15g 葛根粉加入 20g 凉开水混合均匀，再一边搅拌一边加入 180g 开水搅拌均匀（图 1）。

方法二　奶锅中放入水和葛根粉搅拌均匀，水开后向同一方向搅拌，动作要快，否则很容易结块有疙瘩。待锅中的葛根羹颜色变成透明时关火（图 2）。

方法三　水和葛根粉搅拌均匀后放置于微波炉中，设置时间 2min 即可。

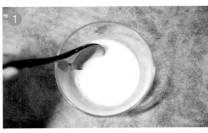

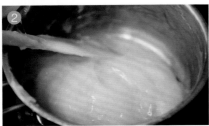

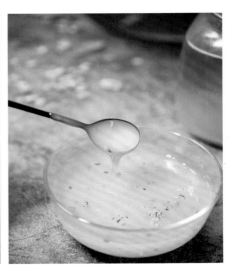

35 葛根汁

材 料

新鲜粉葛 200g、热水 800mL、炼奶 10g

做 法

① 粉葛去皮切成细粒，放入蒸锅蒸 10min。
② 蒸熟的葛根放入搅拌机，加入热水、炼奶，搅打 1~3min 至细腻顺滑。
③ 葛根汁过筛后即可食用。

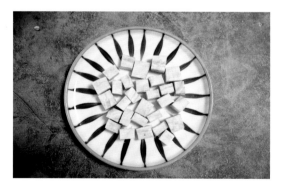
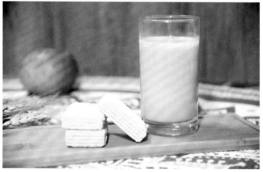

小贴士

1. 粉葛自身有少许甜味，所以不用加糖口感也很好，配方中的炼奶是为了增加口感，视个人喜好添加。

2. 粉葛有少许纤维，为了得到更好的口感，配方采用了过筛的方法，如想要粗纤维多一些，也可以忽略此步骤。

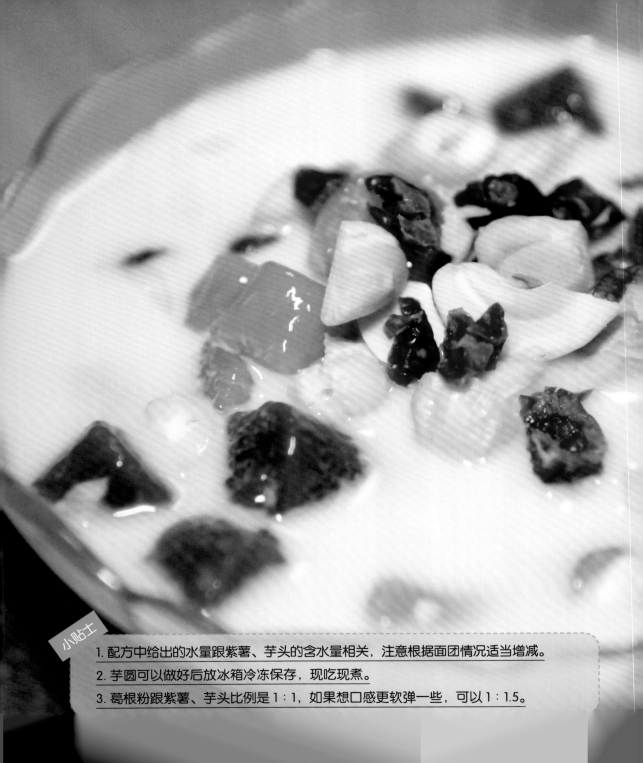

1. 配方中给出的水量跟紫薯、芋头的含水量相关，注意根据面团情况适当增减。

2. 芋圆可以做好后放冰箱冷冻保存，现吃现煮。

3. 葛根粉跟紫薯、芋头比例是1：1，如果想口感更软弹一些，可以1：1.5。

36 葛根芋圆

材料

紫薯味：

紫薯泥 50g、葛根粉 50g、水 35g

芋头味：

芋头泥 50g、葛根粉 50g、水 47g

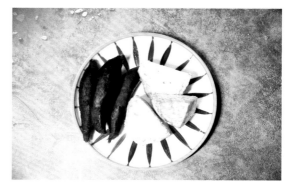

做法

① 紫薯蒸熟后压成泥，将 50g 葛根粉倒入紫薯泥中，边揉边加入清水，揉成一个光滑的面团（图1）。

② 将面团分成两份，搓成直径约 1cm 的长条，然后切分成小段（图2、图3、图4），洒上少许葛根粉防粘连（配方外）。

③ 芋头味的做法同紫薯一样。

④ 煮芋圆，烧一锅水，水开后将切好的芋圆放入（图5），此时先不要搅动，30s 后，用锅铲轻轻的搅几下，防止有的圆子粘在锅底。待所有的芋圆都漂浮在水面上以后（图6），再关火焖 5~10min 后捞出过冷水（图7）。

⑤ 煮好的芋圆搭配上椰汁、西米或者各种水果，就是一款超赞的夏日甜品。

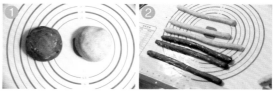

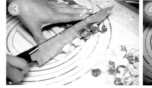
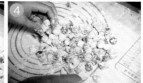

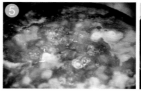
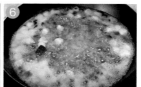

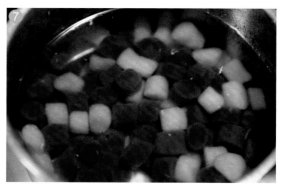

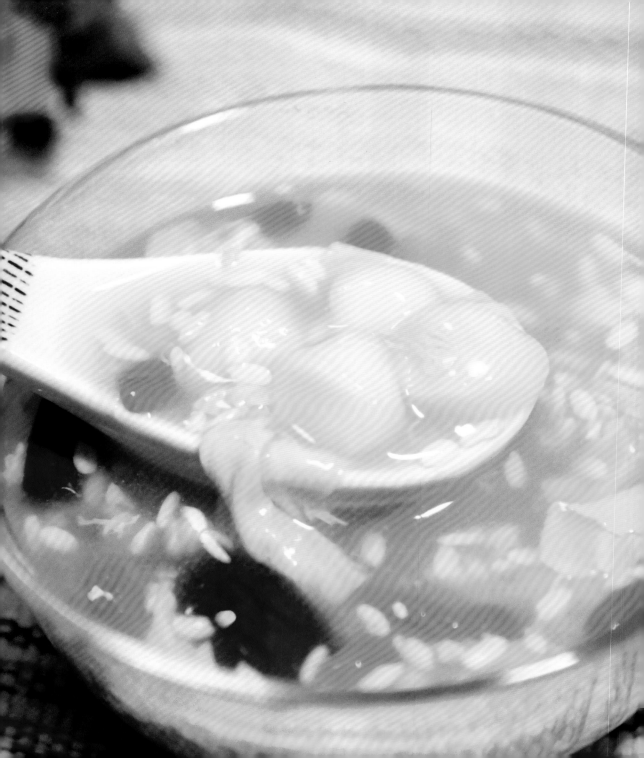

37 葛粉酒酿圆子

材 料

葛根粉 50g、糯米粉 100g、水 500g、鸡蛋 1 个、甜酒 250g、桂圆 4 颗、枸杞 1 小把、红糖少许

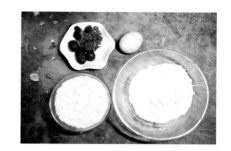

做 法

① 葛根粉和糯米粉混合均匀，加入适量的水揉搓成不粘手的、表面光滑湿润的团（图 1），再搓成食指粗的细长条。

② 锅内加入 500g 水，放入桂圆，大火烧开，水开后将搓好的面团掰成小段放入锅中，煮至圆子全部浮上来后，加入甜酒、枸杞煮开，水再次沸腾时，下入打散的鸡蛋液，搅拌均匀（图 2 至图 9）。

③ 关火，放入适量红糖搅拌至溶化即成。

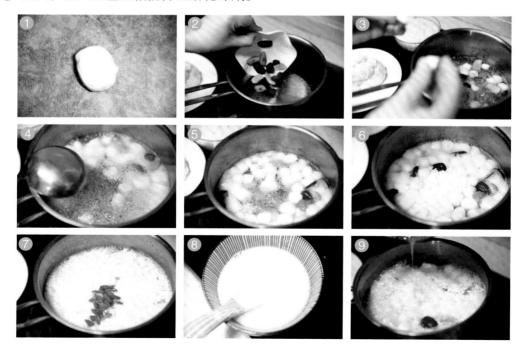

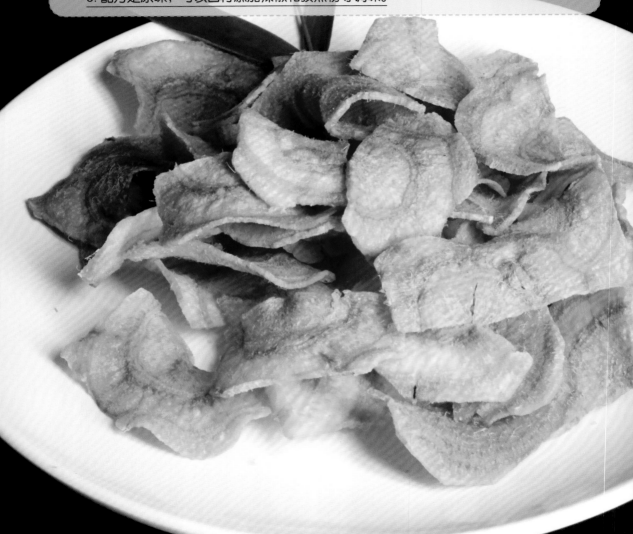

小贴士

1. 粉葛薯片自带清香，微甜，吃的时候会有点纤维感。

2. 薯片的厚薄决定了炸制的时间，建议要切得越薄越好。温度很重要，如果没有测温度的仪器，炸之前可以先放一片薯片在锅中试一下油温，如果葛片放下去立马漂浮起来说明油温刚好。

3. 配方是原味，可以自行添加辣椒和孜然粉等调味。

㊳ 粉葛薯片

材料

葛根 1 根，植物油、盐适量

做法

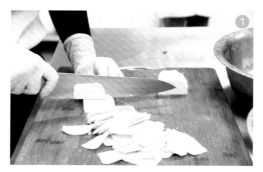

① 粉葛洗净去皮切成大小均匀的薄片（图 1）。

② 切好的粉葛放入盆中用水冲去淀粉，冷水中加入盐浸泡粉葛片 10~30min（图 2）。

③ 粉葛片倒入温度 135℃的植物油中（图 3），中小火炸 3min 左右捞出（图 4）。将油温升至 180~200 ℃，复炸葛片 5min 左右，中小火炸至葛根片变金黄、变硬（图 5），碰撞锅边时发出脆脆的声响即可。

④ 捞出，控油。

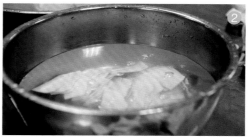

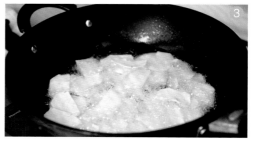

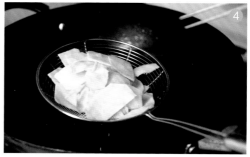

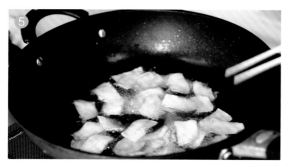

1. 在搅拌整个面糊时不要太大力，要快而柔和的搅拌均匀。

2. 用牙签扎到蛋糕里，如果没有蛋糕黏液粘在牙签上就说明烤好了，或是用手轻轻向下按，如果有弹性，说明熟了。

3. 蛋清中不可有水、油和蛋黄，否则无法打发。

4. 配方给出的量是 8 寸模具的量。

5. 蛋清在冰箱放置一会儿更容易打发。

6. 蛋清是碱性的，可以加入少量塔塔粉、柠檬汁或白醋等酸性材料用以中和其碱性。

㊧ 葛粉戚风蛋糕

材料

A：牛奶 80g、色拉油 60g

B：葛根全粉 40g、低筋面粉 60g、盐 0.5g

C：蛋黄 80g、糖 20g

D：蛋清 160g、糖 40g、柠檬汁少许

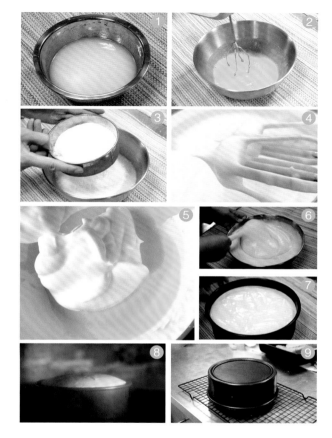

做法 🔍

① 把牛奶、色拉油称好倒入盆中，用手动打蛋器充分搅拌至乳化（图1、图2）。

② C 部分材料用打蛋器搅打至糖无颗粒后加入步骤 1 中混合均匀。

③ B 部分的所有材料过筛加入步骤 2 中（图 3），用手动打蛋器"之"字形搅拌均匀至无面粉颗粒。

④ D 部分蛋清中加入柠檬汁先搅打一会儿，当蛋清表面出现大泡，加入 1/3 的细砂糖，继续搅打到蛋白开始变浓稠，呈较粗泡沫时，再加入 1/3 糖。再继续搅打，到蛋白比较浓稠，表面出现纹路的时候，加入剩下的 1/3 糖。继续搅打能感觉蛋清更浓稠，打蛋器搅拌阻力增大，此时用打蛋头挑起蛋清，勾起部分的蛋清保持弹性和直挺状态（图 4），打好的蛋清体积约为原来的 4 倍，洁白光滑又细腻。

⑤ 把打好的蛋清糊的一半先加入到蛋黄糊中（图 5），用橡皮铲翻拌均匀后，再把剩余的一半加入搅匀（用翻拌的方式，以防蛋白消泡），翻拌方法见图 6。

⑥ 面糊倒入模具里，轻震两下（图 7），放入已经预热好的烤箱中，上下火 150℃，大约 45min（图 8）。

⑦ 蛋糕烤好拿出来时，稍用力震一下，然后倒扣在铁架上晾凉后再脱模（图 9）。

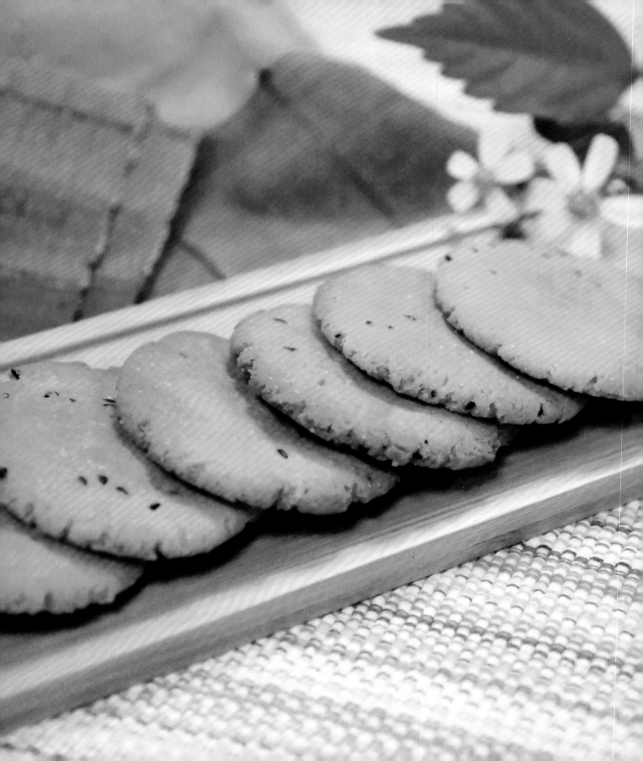

④ 葛根纤维饼干

材料

葛根全粉 60g、低筋面粉 70g、鸡蛋 40g、糖 40g、盐 1g、小苏打 1.5g、黑芝麻适量

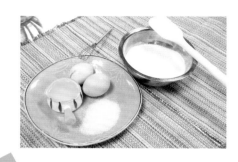

做法 🔍

① 鸡蛋打散，放入油、糖混合均匀搅拌至无颗粒状态（图1）。

② 葛根全粉和低筋面粉过筛混合均匀后加入小苏打、盐、黑芝麻混合均匀后倒入步骤1中混合翻拌均匀，揉成光滑的面团（图2）。

③ 面团静置 10~15min 后，分割搓圆成 20g 左右的小球（图3），放入烤盘中按平、压实（图4）。

④ 将饼胚放入预热好的烤箱烘烤，温度为上下火 170~180℃，烤制约 15min，冷却后即变酥脆。

小贴士

1. 搅拌面团时和均匀即可，若搅拌时间过长，则会让面团起筋，使饼干不酥脆。压制面团时应掌握适当力度，若压得过死，则饼干发硬。

2. 刚出炉的饼干是软的，此时不要翻动它，冷却后就会变酥脆。

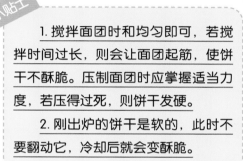

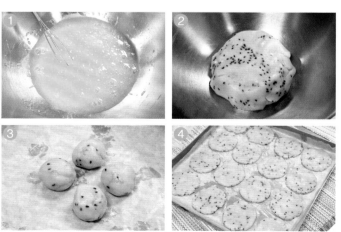

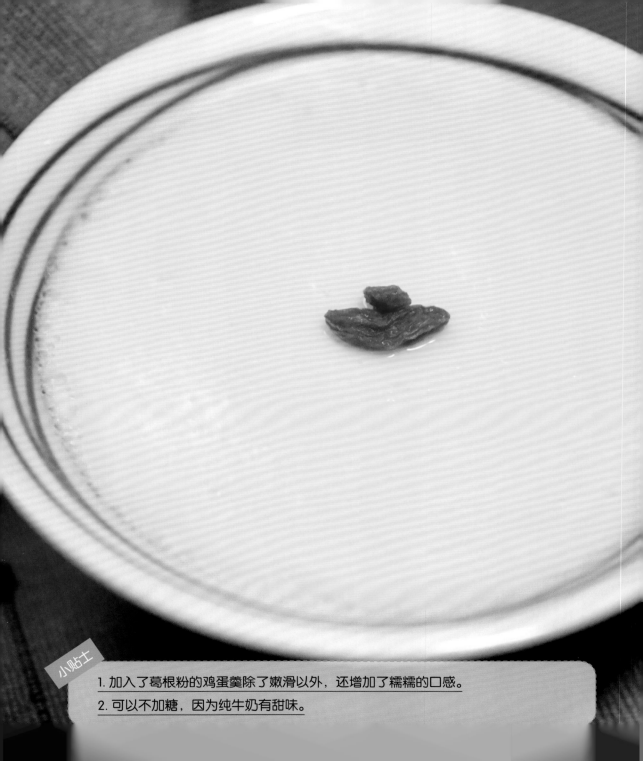

1. 加入了葛根粉的鸡蛋羹除了嫩滑以外，还增加了糯糯的口感。

2. 可以不加糖，因为纯牛奶有甜味。

41 葛根炖蛋奶

材料

葛根粉 25g、鸡蛋 1 个、牛奶 200g、糖 5g

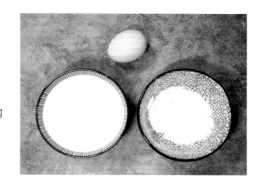

做法 🔍

1. 60g 牛奶和葛根粉搅拌均匀，待蒸锅上汽后放入蒸制 3min（图 1）。

2. 打开锅盖，往葛根糊中加入剩余的牛奶、糖搅拌均匀，再磕入鸡蛋搅拌几下，不用搅匀（图 2、图 3）。

3. 继续放入蒸锅中，将一个盘子倒扣在碗上，以防水汽进入（图 4），大火蒸 8min 左右，熄火再焖 5min。

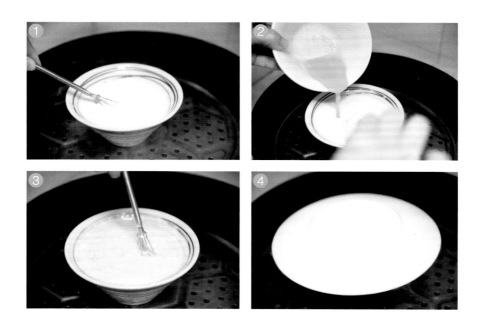

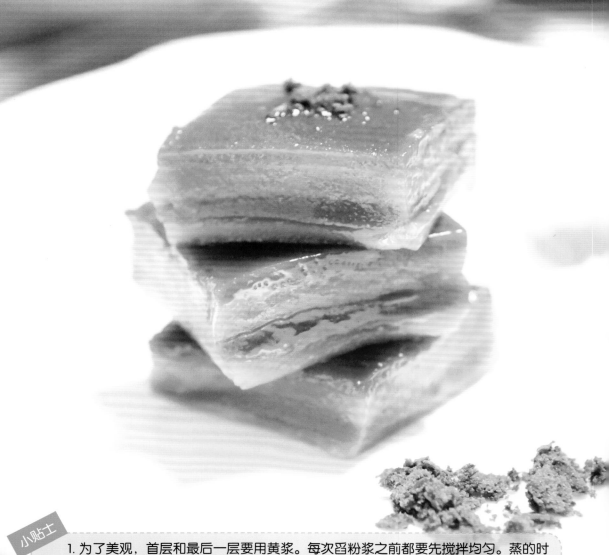

1. 为了美观，首层和最后一层要用黄浆。每次舀粉浆之前都要先搅拌均匀。蒸的时间视每一层的厚薄而定，主要看蒸糕的状态达到图中那样就可以了。

2. 配方中的模具可以随意，但最好选用不粘的。

3. 蒸锅中的水一定要加多一些，防止烧干。

4. 一定要晾凉再切，热着切会粘刀，切不美观，切的时候从上往下一切到底，不要来回切割，就能切得整齐且棱角分明。

㊷ 葛根千层糕

材料

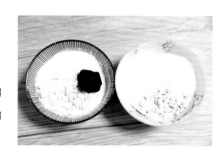

A：葛根粉 100g、糯米粉 50g、红糖 50g、水 225g

B：葛根粉 100g、糯米粉 50g、白糖 50g、水 225g

做法

① A 部分 225g 清水与葛根粉、糯米粉、红糖混合，搅拌均匀。

② 过筛滤去杂质，这样就得到了黄色的生浆（图 1）。

③ B 部分做法同上，得到白色的生浆（图 2）。

④ 蒸锅中放入模具，加盖把水煮沸，先舀几勺黄浆放入模具中铺平，盖上锅盖大火蒸 3~6min，蒸至透明且表面凝固后，舀几勺白浆到模具中铺平（图 3），量以能盖住黄浆为准，盖上锅盖大火蒸 3~6min，蒸至表面凝固。

⑤ 一层黄浆一层白浆，如此重复间隔加层，直到把两种粉浆蒸完为止。舀最后一层的时候，盖上锅盖蒸制 10min 左右（图 4、图 5）。

⑥ 蒸好的蒸糕取出放凉后脱模切块（图 6）。

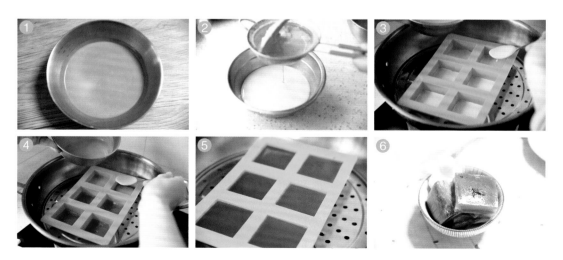

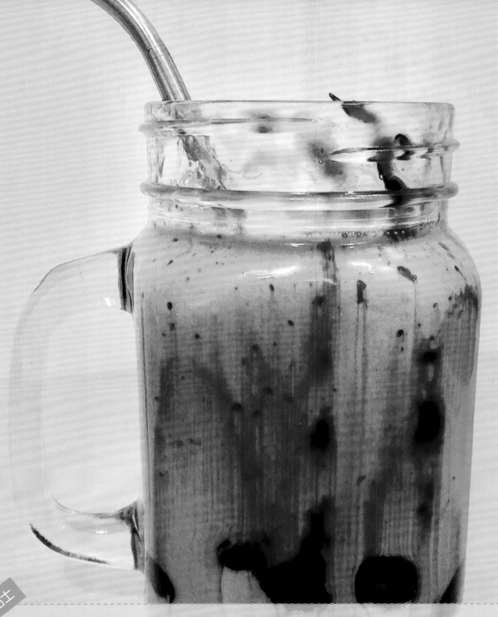

1. 如何把握面团状态？搓好的面团最终揉成橡皮泥一样，柔软且略有筋道，用手指按压无大锯齿。

2. 配方中的奶茶没有加淡奶油，如果想奶茶味更香浓，可以根据自己口味增加淡奶油。

3. 没有用完的珍珠可以放密封盒冷冻保存。